应急救护

手册

编委会

主　审　兰孟偃　陕西省红十字会
　　　　李　鑫　中国人民解放军空军军医大学卫勤训练基地
　　　　李志刚　陕西省红十字会
主　编　张元菊　陈活良　张洁琼　刘利
副主编　李俊杰　雷磊　韩冬　王庆　王乐
编　委　（按姓氏笔画排序）

王　乐　西安铁路疾病预防控制所
王　庆　陕西职业技术学院
刘　利　陕西博爱红十字应急救护服务中心
刘　奎　中国人民解放军空军军医大学卫勤训练基地
李俊杰　中国人民解放军空军军医大学第一附属医院
杨　鸽　中国人民解放军空军军医大学卫勤训练基地
张元菊　陕西省红十字会
张洁琼　中国人民解放军空军军医大学卫勤训练基地
陆　洲　中国人民解放军空军军医大学卫勤训练基地
陈活良　中国人民解放军空军军医大学卫勤训练基地
陈继军　中国人民解放军空军军医大学第一附属医院
岳黎明　陕西中医药大学附属医院急救中心
赵　鹏　中国人民解放军空军军医大学第一附属医院
南也会　中国人民解放军空军军医大学卫勤训练基地
姜　俊　中国人民解放军空军军医大学卫勤训练基地
韩　冬　陕西省人民医院院前急救科
雷　磊　中国人民解放军空军军医大学第一附属医院

西安交通大学出版社
XI'AN JIAOTONG UNIVERSITY PRESS

图书在版编目（CIP）数据

应急救护手册/张元菊等主编.—西安：西安交通大学
出版社，2023.4（2024.4重印）
ISBN 978-7-5693-2814-1

Ⅰ.①应…　Ⅱ.①张…　Ⅲ.①急救—手册
Ⅳ.①R459.7-62

中国版本图书馆CIP数据核字（2022）第201911号

	Yingji Jiuhu Shouce	
书　　名	应急救护手册	
主　　编	张元菊　陈活良　张洁琼　刘　利	
责任编辑	郭泉泉	
责任校对	赵丹青	
装帧设计	天之赋设计室	
出版发行	西安交通大学出版社	
	（西安市兴庆南路1号　邮政编码710048）	
网　　址	http://www.xjtupress.com	
电　　话	（029）82668357　82667874（市场营销中心)	
	（029）82668315（总编办）	
传　　真	（029）82668280	
印　　刷	西安五星印刷有限公司	
开　　本	720mm×1000mm　1/16　印张　11　字数　176千字	
版次印次	2023年4月第1版　2024年4月第2次印刷	
书　　号	ISBN 978-7-5693-2814-1	
定　　价	39.80元	

前　言

2017年的秋天，我在火车上为一位肩关节脱位的女士做了简单的应急处理：就地取材，用车厢的餐桌布制作三角绷带，为这位女士做了一个提拉"悬吊"，目的是固定肩关节和肘关节，减轻疼痛，方便送医。

就这样简单的一个处理，我成了全体乘务组眼中的"专家"。当我在火车餐厅享受乘务组提供的水果、茶水的时候，忍不住深有感触：应急救护的技术并不困难，只要经过学习，人人都可以参与现场应急救护；生活中可能随时都需要这样的知识来帮助自己和他人。

后来，我参与了更多的现场应急救护：在高铁站给猝死伤病员做心肺复苏，给本单位发生踝关节扭伤的工作人员做冰敷和包扎，给出血伤病员做止血包扎等……与此同时，更多救护员现场急救的真实案例也在不断发生，让我信心倍增。当然，也有很多因现场急救不及时、不妥当引发的悲剧。这让我有一种深刻的紧迫感：要赶快想办法让更多人学到专业的急救知识，掌握正确的急救技能，以备应急所需。因此，我们组织编写了这本图文并茂，兼具实用性和操作性的《应急救护手册》，方便大家学习和实践。

作为应急救护方面的图书，我们要确保其技术标准的科学、专业。在这一方面，红十字会是无可争议的领头人。应急救护工作是各国红十字会的传统和核心业务，起源于150多年前的战地救护，历史悠久。红十字会与红新月会国际联合会制定全球急救政策，定期更新《国际急救与复苏指南》，是全球群众性救护培训的领导者。这项工作是全球性的，其基本技术规范在各个国家是一致的。

这本书的技术规范符合最新《国际急救与复苏指南》和中国红十字会

的技术标准，具备科学性和系统性。同时我有医学教育和担任临床医生12年的工作背景，这使得我对这项工作有更深的认知。

日常生活中发生急危重症，人们首先想到的是呼叫"120"，依靠医护人员帮助他们解决问题。但有些突发的急危重症和伤害需要在现场、在专业急救人员到来之前紧急施救，比如心跳呼吸骤停的最佳施救时间是"黄金4分钟"；严重的气道异物梗阻如果不马上施救，就会导致伤病员窒息、死亡；急性大出血伤病员需要立即止血才能保命。还有其他很多需要立即处理的情况，比如开水烫伤需要立即用自来水冲洗，以减轻损伤；急性的拉伤、扭伤需要立即停止活动并冰敷……作为曾经的医生，我深刻认识到现场应急救护是否及时、妥当会直接影响医疗的效果。

随着社会的发展，疾病急发和重疾年轻化的趋势日趋明显，还有突发意外伤害可能随时威胁人们的生命。要如何保障我们的生命健康？这需要每个人都学习一些应急救护知识，以在关键时刻能够自救、救人。

本书旨在向公民系统介绍应急救护知识及操作技术，通俗易懂，描述细致，便于学习和实践，同时加入了一些关系密切的医学基本知识，帮助大家理解和掌握。在本书初稿完成后，我们广泛邀请专业临床医师、医学专家参与审稿，吸纳了他们的建议。因此，这本书不但是兼具专业性和实用性的科普读物，也是通用的应急救护培训教材。

在这里我要感谢陕西省红十字会和陕西博爱红十字应急救护服务中心，他们给了我巨大的支持和鼓舞，为本书提供了基础技术支撑；感谢中国人民解放军空军军医大学和中国人民解放军空军军医大学卫勤训练基地在技术审核、拍摄方面的大力支持；还要感谢参与拍摄和编写过程的教师们和志愿者们。正是有了大家的无私奉献和努力，才使得这本书得以顺利出版。

人人学急救，急救为人人。希望大家一起学习、实践，共同保护我们的生命健康。

张元菊

2023年1月

目 录

第一章

国际红十字与红新月运动的基本知识

一、国际红十字与红新月运动的起源

国际红十字与红新月运动起源于 19 世纪中叶的欧洲，瑞士人亨利·杜南（1828—1910）是国际红十字与红新月运动的创始人（图 1-1）。

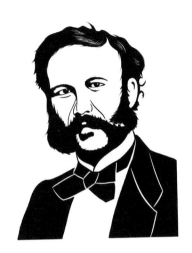

图 1-1　亨利·杜南

亨利·杜南的远见卓识，成就了一项"圣洁的有助于人类发展的事业"，因此 1901 年他获得了诺贝尔和平奖。他是此奖项的首位获得者。

国际红十字与红新月运动起源于战场救护，是人类文明进步的象征，是社会发展的产物。

1859 年 6 月 24 日，奥地利军队与法国军队在意大利北部的索尔费里诺激战，双方伤亡惨重，约有 4 万伤兵被遗弃在战场。同年 6 月 25 日，亨利·杜南因商务活动途经此地，被战场上的惨相震惊。他当即协调各方，发动村民，投入战场救护。

这次经历深深触动了亨利·杜南的良知和思维。回到瑞士日内瓦后，他撰写了《索尔费里诺回忆录》，在书中提出两项重要建议：①在各国设立全国性的志愿伤兵救护组织（演化为当今的国家红十字会或红新月会），这些组织平时开展救护技能训练，战时支援军队医疗工作；②签订一份国际公约，给予军事医务人员、医疗机构及各国志愿的伤兵救护组织以中立的地位（演化为当今以《日内瓦四公约及其附加议定书》为核心内容的国际人道法文书）。

1863 年 2 月 9 日，"伤兵救护国际委员会"（红十字国际委员会的前身）宣告成立。1864 年 8 月 22 日，第一部日内瓦公约——《关于改善战地陆军伤者境遇之日内瓦公约》正式签署。从此，红十字运动作为一项国际性的运动，在国际法的保障下逐渐发展起来。

1948 年，红十字会与红新月会国际联合会决定将 5 月 8 日（亨利·杜南的生日）定为"世界红十字日"。1984 年，因为不断有穆斯林国家的红新月会加入，所以"世界红十字日"正式更名为"世界红十字与红新月日"。

2000 年，红十字会与红新月会国际联合会确定每年 9 月的第 2 个星期六为"世界急救日"。

中国红十字会于 1904 年 3 月 10 日在上海创立。1904 年，日、俄双方在中国东北旅顺口爆发战争，为救护中国难民，一些有识之士协商成立"万国红十字会上海支会"，这即是中国红十字会的前身。

中国红十字会是中华人民共和国统一的红十字组织，是从事人道主义工作的社会救助团体。

中国红十字会会徽：金黄色橄榄枝环绕白底红十字标志（图 1-2）。

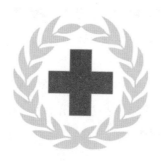

图 1-2　中国红十字会会徽

二、国际红十字与红新月运动的组成和标志

（一）国际红十字与红新月运动的组成

国际红字与红新月运动的组成见图 1-3。

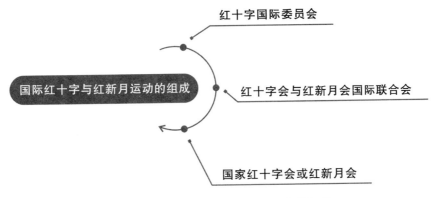

图 1-3　国际红十字与红新月运动的组成

1. 红十字国际委员会

红十字国际委员会的前身是由亨利·杜南等 5 位日内瓦公民组成的"伤兵救护国际委员会"，1875 年更名为"红十字国际委员会"。

2. 红十字会与红新月会国际联合会

红十字会与红新月会国际联合会是世界各国红十字会和红新月会的联合组织，创立于第一次世界大战后的 1919 年。

3. 国家红十字会或红新月会

各国红十字会是本国政府人道工作的助手，是独立自主的全国性团体，是国际红十字与红新月运动的基本成员和重要力量。

（二）国际红十字与红新月运动的标志

国际红十字与红新月运动的标志是指红十字、红新月、红水晶（图 1-4），它们是国际红十字与红新月运动的象征，体现着当今世界的人道与同情。

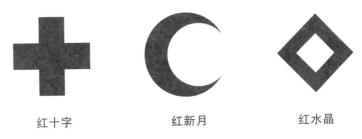

红十字　　　　　　红新月　　　　　　红水晶

图 1-4　国际红十字与红新月运动的标志

此标志的含义具体如下。

（1）保护性：表明这是受到国际人道法保护的人或物，是不应受到攻击的人或物。

（2）标明性（亦称识别性或指示性）：表明这是同国际红十字与红新月运动有关的人或物。

三、国际红十字与红新月运动的基本原则

国际红十字与红新月运动的基本原则：人道、公正、中立、独立、志愿服务、统一、普遍。这七项原则既是国际红十字与红新月运动全部组成机构必须遵守的特定准则，也是国际红十字与红新月运动各种行为的标准和规范。

（一）人道

国际红十字与红新月运动的本意是不加歧视地救护战地伤病员，努力防止并减轻人们的疾苦，不论这种疾苦发生在什么地方。国际红十字与红新月运动的宗旨：保护人的生命和健康，保障人类的尊严；促进人与人的相互理解、友谊和合作，促进持久和平。

（二）公正

国际红十字与红新月运动不因国籍、种族、宗教信仰、阶级和政治见解而有所歧视，仅根据需要，努力减轻人们的疾苦，优先救济困难最紧迫的人。

（三）中立

国际红十字与红新月运动在冲突双方之间不采取立场，任何时候也不参与涉及政治、种族、宗教或意识形态的争论。

（四）独立

国际红十字与红新月运动是独立的，必须始终保持独立，以便任何时候都能按其基本原则行事。

（五）志愿服务

国际红十字与红新月运动是志愿救济运动，绝不期望以任何形式得到好处。

（六）统一

任何一个国家只能有一个红十字会或红新月会。

（七）普遍

国际红十字与红新月运动是世界性的。

第二章

红十字救护员与应急救护培训

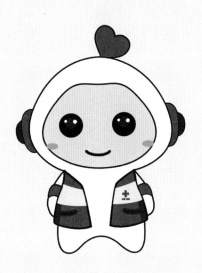

一、红十字救护员的定义

凡是参加红十字救护员（以下简称救护员）培训课程、通过考试取得证书者，即可成为救护员。救护员不仅要掌握应急救护的基本技能，还要有爱心和社会责任感，当意外伤害或急症发生时，能够立即为伤病员实施及时、有效的应急救护。

二、红十字救护员的基本任务

（1）保持冷静，确认现场安全。

（2）保护自己和伤病员，不要把自己置于危险境地。

（3）迅速判断伤病员的伤情。

（4）尽快寻求帮助（拨打急救电话、进行现场协调等）。

（5）尽快采取正确的方法实施救护。

三、红十字救护员的施救原则

（1）表明自己"救护员"的身份。

（2）救护行为应合理有序、操作正确，同时开展心理救援。

（3）救护员抢救伤病员是志愿行为，应做到以下几点。

1）不存偏见，平等对待每一位伤病员。

2）不擅自拿取伤病员的财物。

3）不应期望伤病员任何方式的回报。

四、应急救护培训的意义

经过培训的救护员，在专业人员到达现场之前即实施应急救护，可降低伤残率和死亡率，为后续医疗救治赢得时间、奠定基础。

救护员所需要的救护能力是多方面的，包括在紧急情况下作出冷静的反应、判断现场的形势、确保自身和伤病员的安全、检查伤病员的伤情、呼救和寻求帮助、采取适当的急救措施、保护和安抚伤病员等，这对于未接受过应急救护培训的非医疗专业人员来说是难以做到的。因此，应急救护培训对于应急救护的实施是必要的。

五、应急救护培训的内容

（一）基本知识

（1）国际红十字与红新月运动的基本知识。

（2）应急救护概论（意义、原则、程序）。

（二）专业技能

1. 心肺复苏（图 2-1）

（1）心肺复苏技术。

（2）AED 的原理与使用。

（3）气道异物梗阻的应急救护。

2. 创伤救护（图 2-2）

（1）救护原则、伤情判断。

（2）救护技术：止血、包扎、固定、搬运。

（3）常见创伤和特殊伤处理：拉伤、扭伤、气胸、内脏脱出等的应急救护。

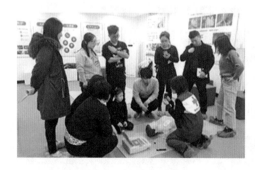 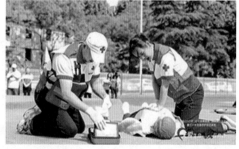

图 2-1　心肺复苏培训　　　　　　　图 2-2　创伤救护培训

3. 常见急症、意外伤害的救护

（1）急性冠脉综合征、脑卒中及糖尿病急症的早期识别和应急救护。

（2）晕厥、昏迷、休克的现场救护。

（3）中毒、烧烫伤、中暑等的应急救护。

（4）地震、火灾等灾害逃生和应急救护。

第三章

生命体征的评估

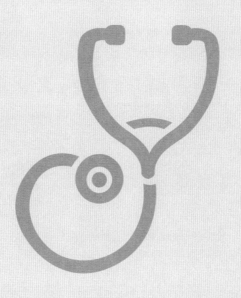

生命体征是呼吸、脉搏、血压和体温的总称，是评价生命质量的重要征象。人的生命体征在一定范围内相对稳定，当机体出现异常时，生命体征可发生不同程度的变化。

一、呼吸

机体在新陈代谢过程中，需要不断地从外界环境中摄取氧气，并将机体产生的二氧化碳排出体外，这种机体与外界环境之间进行气体交换的过程，称为呼吸。呼吸是维持机体生命活动和内环境稳定的重要生理功能之一。

（一）正常呼吸的基本知识

正常人呼吸节律均匀、深浅适宜。

频率：正常成人 16~20 次 / 分，儿童 30~40 次 / 分。

形式：有胸式呼吸与腹式呼吸两种方式，一般成年人两种呼吸方式混合存在，婴幼儿主要是腹式呼吸。

判断呼吸的方法［10 秒内完成（图 3-1）］：

· 听伤病员口、鼻的呼吸。

· 看胸部或上腹部是否随呼吸上下起伏。

· 用面颊去感觉伤病员的呼吸气流。

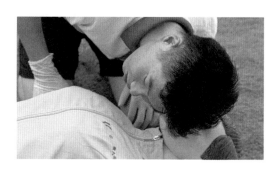

图 3-1　判断呼吸

呼吸系统包括呼吸道（鼻腔、咽、喉、气管、支气管）和肺。肺主要由支气管反复分支及其末端形成的肺泡共同构成（图 3-2）。

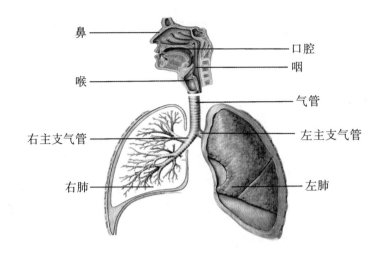

鼻　　口腔　咽　喉　气管　右主支气管　左主支气管　右肺　左肺

图 3-2　呼吸系统构成

　　呼吸系统的功能与循环系统的功能息息相关。肺泡外围绕着毛细血管，吸气时，氧气透过肺泡进入毛细血管，通过血液循环，输送到全身各个器官组织。人体吸入（环境中）的气体与呼出的气体的成分比较见表3-1。

表 3-1　人体吸入（环境中）的气体与呼出的气体的成分比较

气体成分	吸入（环境中）的气体（%）	呼出的气体（%）
氮气	78	78
氧气	21	16
二氧化碳	0.03	4
水	0.07	1.1
其他气体	0.9	0.9

　　在肺和胸廓之间存在着密闭的胸膜腔。胸膜腔内压随呼吸运动而发生周期性波动，平静状态时始终低于大气压，所以称为胸膜腔负压（图3-3）。在正常情况下，因胸内负压状态的存在，故呼吸过程耗能很少。

　　胸膜腔内仅有少量浆液，没有气体，这一薄层浆液有两方面的作用：一是在两层胸膜之间起润滑作用，减小摩擦；二是浆液分子的内聚力使两层胸膜贴附在一起，不易分开，进而使肺可以随胸廓的运动而运动。

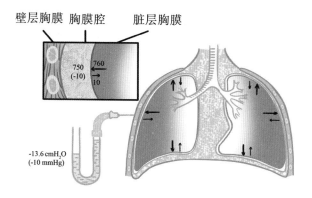

壁层胸膜 胸膜腔 脏层胸膜

750
(-10)

760
10

-13.6 cmH₂O
(-10 mmHg)

图 3-3　胸膜腔负压的形成

（二）异常呼吸的评估

1. 呼吸频率异常

在安静状态下，成人呼吸频率超过 24 次 / 分，称呼吸过快，常见于高热、缺氧等的伤病员；在安静状态下，成人呼吸频率少于 12 次 / 分，称呼吸过缓，常见于呼吸中枢受抑制（如颅内压增高、巴比妥类药物中毒等）的伤病员。

2. 呼吸深浅度异常

呼吸深浅度异常包括深度呼吸和浅快呼吸两种类型。

（1）深度呼吸又称库斯莫尔呼吸，是一种深而规则的大呼吸，常见于由尿毒症、糖尿病等引起的代谢性酸中毒的伤病员。

（2）浅快呼吸是一种浅表而不规则的呼吸，有时呈叹息样，常见于濒死的伤病员。

3. 呼吸困难

呼吸困难是临床常见症状。患者主观上感到空气不足，客观上表现为呼吸费力、发绀、鼻翼扇动、端坐呼吸，并伴有呼吸频率、深度、节律的异常。呼吸困难可分为以下 3 种类型。

（1）吸气性呼吸困难：患者吸气费力、吸气时间显著长于呼气时间，辅助呼吸肌收缩增强，出现明显的"三凹征"（胸骨上窝、锁骨上窝、肋间隙或腹上角凹陷）。原因：由上呼吸道部分梗阻，气流进入肺部不畅，导致呼吸肌收缩、肺内负压极度增高所致。其常见于喉头水肿、喉头有异物的伤病员。

（2）呼气性呼吸困难：患者呼气费力，呼气时间显著长于吸气时间。原因：由下呼吸道部分梗阻、气体呼出肺部不畅所致。其常见于患支气管哮喘、肺气肿等的伤病员。

（3）混合性呼吸困难：患者吸气和呼气均感费力，呼吸表浅、频率快。其常见于重症肺炎、大量胸腔积液、大面积肺不张的伤病员。

4.呼吸声音异常

常见的呼吸声音异常有蝉鸣样呼吸、鼾声呼吸2种。

（1）蝉鸣样呼吸：吸气时有一种高音调的音响，声音似蝉鸣，称为蝉鸣样呼吸。原因：多由声带附近阻塞时空气进入困难所致。其常见于喉头水肿、痉挛或喉头有异物等的伤病员。

（2）鼾声呼吸：指呼气时发生粗糙鼾声的呼吸。原因：由气管或支气管内有较多的分泌物蓄积所致。其多见于深昏迷的伤病员。

二、脉搏

在每一个心动周期中，随着心脏的节律性收缩和舒张，动脉内的压力发生周期性变化，导致动脉管壁产生有节律的搏动，称为动脉脉搏，简称脉搏。脉搏的存在有赖于心血管系统的正常运转。

（一）正常脉搏的基本知识

1.脉率

脉率指每分钟脉搏搏动的次数。正常成人安静状态下脉率为60~100次/分，正常儿童安静状态下脉率为110~120次/分。

2.脉律

脉律指脉搏的节律性。正常脉律均匀规律、间隔时间相等。

3.脉搏的强弱

脉搏的强弱指血流冲击血管壁的力量的大小。脉搏的强弱与心输出量、外周血管阻力、动脉充盈度及脉压等因素有关。

4.动脉壁的情况

触诊时可感觉到动脉壁的状态。正常动脉壁光滑、柔软且有弹性。

正常人脉率与心率一致，脉律均匀。

（二）异常脉搏的评估

1. 脉率异常

在安静状态下，成人脉率超过 100 次 / 分，称为速脉，常见于发热、甲状腺功能亢进、休克、大出血前期的伤病员。在安静状态下，成人脉率低于 60 次 / 分，称为缓脉，常见于颅内压增高、甲状腺功能减退、房室传导阻滞或服用某些药物（如地高辛）的伤病员。

2. 强弱异常

脉搏强弱异常常见的有洪脉、丝脉。

（1）洪脉：当心排出量增加、动脉充盈度和脉压较大时，脉搏强大有力，称洪脉，常见于高热、甲状腺功能亢进、主动脉瓣关闭不全的伤病员。

（2）丝脉：当心排出量减少时，动脉充盈度降低，脉搏细弱无力，扪之如细丝，称丝脉（又称细脉），常见于心功能不全、大出血、休克等的伤病员。

（三）脉搏的检查方法

浅表大动脉均可用于诊脉。对成人来说，临床上最常选择的诊脉部位是桡动脉；当伤病员出现心搏骤停或休克时，应选择颈动脉为诊脉部位。

1. 桡动脉搏动的检查方法

桡动脉搏动的检查方法：可将食指、中指和无名指置于对侧腕横纹之上，轻轻触摸桡动脉处，时间为 1 分钟。

2. 颈动脉搏动的检查方法

救护员一只手按压伤病员前额，使头后仰，另一只手的食指和中指并拢找到颈部正中的隆起部位，即喉结，手指向救护员所在一侧滑动并稍微施压，在颈部外侧凹陷处即可触及颈动脉搏动。

三、血压

血压是血液在血管内流动时对血管壁的侧压力，一般指动脉血压。在一个心动周期中，动脉血压随着心室收缩和舒张发生着规律性的变化。当心室收缩时，动脉血压上升达到的最高值，称为收缩压；在心室舒张末期，动脉血压下降达到的最低值，称为舒张压；收缩压与舒张压之差为脉压。

（一）正常血压的基本知识

临床上一般以测量肱动脉血压为准。正常成年人在安静状态下，血压范围为收缩压 90~139 mmHg，舒张压 60~89 mmHg，脉压 30~40 mmHg。

（二）血压的测量

1. 首诊

用血压计测量双上臂血压，以后通常测量读数较高的一侧。血压左、右侧略有差异，还存在昼夜波动变化。

2. 测量时间

应早、晚测量。

（1）早上：起床后 1 小时内、服降压药前、早餐后、排尿后，在相对固定的时间段测量。

（2）晚上：晚饭后、临睡前、排尿后，在相对固定的时间段测量。

（资料来源：《国家基层高血压防治管理指南 2020 版》）

如果现场没有血压计，则可以通过触摸脉搏来间接判断血压。大出血的伤病员，其脉搏细，若游丝或摸不清，通常提示动脉收缩压在 90 mmHg 以下。

（三）高血压的诊断（表 3-2）

表 3-2　诊室及诊室外高血压的诊断标准

分类	环收缩压（mmHg）		舒张压（mmHg）
诊室测量血压	>140	和 / 或	>90
动态血压监测[①]			
白天	>135	和 / 或	>85
夜间	>120	和 / 或	>70
24 小时	>130	和 / 或	>80
家庭自测血压[①]	>135	和 / 或	>85

①指平均血压。

四、体温

机体温度分为体核温度和体表温度 2 种。体温，又称体核温度，通常指身体内部胸腔、腹腔和中枢神经的温度，其特点是相对稳定且较体表温度高。皮肤温度，又称为体表温度，指人身体表层皮肤、皮下组织和肌肉的温度。因受环境温度、衣着等情况的影响，体表温度常低于体核温度。医学上所说的体温指机体深部的平均温度。

（一）正常体温的基本知识

（1）成人正常体温的范围：腋温 36~37 ℃。

（2）正常体温在 24 小时内略有波动，一般情况下，波动不超过 1 ℃。

（二）异常体温的评估

1. 体温过高

体温过高又称发热，是机体在致热原作用下，体温调节中枢的调定点上移而引起的体温升高超过正常范围。发热是临床常见的症状，按照发热原因可分为感染性发热和非感染性发热，按照发热温度可分为低热、中等热、高热和超高热。

（1）低热：37.3~38 ℃。

（2）中等热：38.1~39 ℃。

（3）高热：39.1~41 ℃。

（4）超高热：> 41 ℃。

2. 体温过低

体温过低指机体深部温度持续低于正常范围，体温在 35 ℃以下，见于休克、大出血、醉酒、慢性消耗性疾病和在低温环境中暴露过久等。

临床表现：体温不升、皮肤苍白、口唇及耳垂呈紫色、轻度心律不齐、脉搏细弱、呼吸减慢、血压降低、尿量减少、感觉和反应迟钝、严重者可出现昏迷。

体温过低可分为以下类型。

（1）轻度：32.1~35.0 ℃。

（2）中度：30.0~32.0 ℃。

（3）重度：< 30.0 ℃，瞳孔散大，对光反射消失。

（4）致死温度：23.0~25.0 ℃。

第四章

应急救护概论

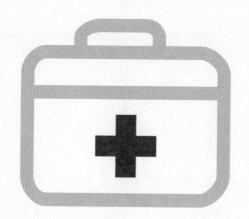

应急救护对于挽救伤病员的生命、防止伤病恶化和促进伤病员恢复有重要意义。作为应急救护人员，在各种不同环境中应在保证安全的前提下，冷静地采取各种有效的救护措施，从身体上和精神上救护伤病员。非医务人员只有认真完成应急救护课程培训，才能掌握应急救护技能，增强救护他人的信心，成为一名合格的救护员。

一、应急救护的定义

应急救护指在突发伤病或灾害事故的现场，在专业医务人员到达前，为伤病员提供初步、及时、有效的救护措施。这些救护措施不仅包括对伤病员受伤身体和疾病的初步救护，还包括对伤病员的心理支持。

二、应急救护的特点

应急救护是院前急救的重要组成部分，处于急救工作的前沿。

灾害事故或突发疾病现场情况可能复杂多变，缺乏专业人员及救护器材等，往往数分钟就会危及伤病员的生命，因此救护员要以最快的速度为伤病员提供有效的应急救护。

三、应急救护的目的

（一）挽救生命

在现场采取任何急救措施的首要目的是挽救伤病员的生命。

（二）防止恶化

应急救护应尽可能防止伤病继续发展和产生继发性损伤，以降低伤残率和死亡率。

（三）促进恢复

应急救护要有利于伤病员的后期治疗及伤病员身体病变、心理病变的康复。

四、应急救护的原则

（一）保证安全

急救行动中最基本的原则：在接触伤病员前，应全方位观察环境，包括上面、周围、地面和后面。

（1）上面：是否有脱落的电线？天花板结实吗？

（2）周围：建筑或物品牢固吗？是否有化学物质等泄漏？

（3）地面：是否湿滑？是否有磕绊杂物或锐利物品？

（4）后面：有开动的车辆吗？

救护员应确保自己处于安全状态，不要在危险情况下进行救助。如果伤病员身处险境，则救护员不仅无法施救，而且有可能负伤或者发生其他危险。倘若现场仍有危险因素，请勿接近伤病员，应立即拨打"120"等报警电话（表4-1），寻求专业的帮助。急救现场可能存在的主要危险因素及相对应的安全防护措施见表4-2。

表4-1　常用报警电话

标志	报警原因	电话
🔥	消防火警	119
➕	医疗急救	120
🛡	报警求助	110
🚗	交通事故	122

交通事故

交通事故的严重性有轻有重，可以轻到人从自行车上摔下来的轻度受伤，重到导致很多人伤亡的重大车祸。交通事故现场存在很多隐患，救护员应在确保事故现场安全后，迅速检查伤病员的伤情。

要确保交通事故现场安全，最好采取以下措施。

（1）安全停车：弄清楚交通事故发生的位置，打开危险指示灯（双闪灯），穿上反光马甲。

表 4-2　急救现场可能存在的主要危险因素及相对应的安全防护措施

现场可能存在的主要危险因素	现场的安全防护措施
交通事故中受损的汽车起火、爆炸或再次倾覆	关闭受损汽车的发动机，防止起火、爆炸；同时拉起手刹，防止车辆滑动；在车后位置放置警示标志
有脱落的高压电线和其他带电物体	抢救电击伤病员时，要首先设法切断电源
有化学物质、腐蚀性物质、放射性物质等泄露	戴防护手套，必要时穿防护服
地面湿滑，有磕绊的杂物或锐利的金属、玻璃等	及时清理或避开
遇雷雨天气	在室外遇雷雨天气时，要避开高压线、大树，不要使用手机
遇极端气温	要注意防暑或保温
其他危险因素	注意采取相应的防护措施

（2）放置警示三脚架（图4-1）：当车辆因故障必须在普通公路停车时，应在车后方50~100米处设置故障警示标志；当车辆因故障必须在高速公路停车时，应在车辆后方150米外设置故障警示标志；当夜间发生交通事故时，还需要开启车辆的示廓灯和后位灯；当车辆难以移动时，应该迅速报警，并开启危险报警闪光灯。

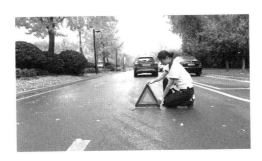

图 4-1　放置警示三角架

（3）保持车辆安全：如关掉肇事车辆的点火装置，尽可能切断电池电源。

（4）稳固车辆：如果车辆四轮着地，则应拉好手刹，或者在车轮前面放置障碍物；如果车辆侧翻，则不要试图将它扶正，但要防止车辆继续翻滚。

（5）注意其他人为危险：例如交通事故现场及周围是否有人吸烟。

（6）提醒急救体系注意：如有无泄漏的油料或者装载危险化学物品的车辆。

车内伤病员的救治

通常，车内的伤病员会有颈椎损伤，在等待救援人员到达时，救护员应告知伤病员不要随意乱动，必要时固定其头颈部，注意不要遮住伤病员的口、鼻（图4-2）。

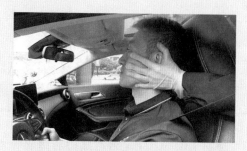

图4-2　固定车内伤病员的头颈部

触　电

遇到触电事故时，不要盲目进入现场施救或贸然施救，以防发生触电的危险。救护员应在确定现场安全后，迅速检查伤病员的情况。

（1）在施救前，先仔细观察，不要贸然触摸带电的伤病员，否则可能有触电的危险。

（2）关闭电源，阻断电流与伤病员之间的连接，关掉电源总开关。除此之外，还要拔掉插头。

（3）移走伤病员或身边能产生电流的物体。站在干燥的绝缘物体上，如木头盒子、塑料垫等，使用木棍或扫帚将伤病员的肢体与电源分开（图4-3）。

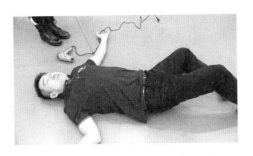

图4-3　将触电者的肢体与电源分开

（4）如果不能用木棍类物品移除电源，那么就用绳索缠住伤病员的足踝部或手臂，使其脱离电源。

（5）确定伤病员与电流之间没有任何连接后，救护员应立刻进行初步检查，并拨打"120"求救。

溺　水

任何年龄段的人都可能发生溺水事故，其中在16岁以下青少年中较为多见。青少年会把鱼塘、戏水池等开放性水域误认为像泳池一样，冒失地一头扎进去，突然进入冷水中会引起喉头痉挛甚至心搏骤停，发生溺水事故。

落水的急救

·救护员应在确保自身安全的情况下将落水者救上岸。救护员可站在岸边，伸出棍棒、树枝或抛出绳索让对方抓住，将其拉出水面，还可以抛给遇险者救生圈。

·对于受过救生训练的救护员来说，若落水者无应答，则可游向落水者，固定其头部和颈部，尽量在保持其身体垂直的情况下将其拖到岸边。如不能保证安全地做到这些，则应立即拨打"110"或"119"求救。

·落水者出水后要注意保暖，可能的话，救护员要给落水者更换衣服（图4-4）；必要时，可将落水者送往医院，也可拨打"120"求救。

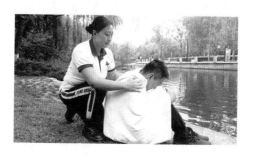

图 4-4　给落水者保暖

（二）防止交叉感染

救护员在实施应急救护时，要采取必要的措施，以保护自身和伤病员，避免发生感染和伤害。因为伤病员的血液内可能含有某些致病的病毒或细菌，即使最微小的伤口也有感染的风险，所以在处理伤口时需特别注意。如果救护员接触了这类伤病员割伤或擦伤伤口处的血液，则会增加自身被感染的风险。但实际上，这种风险很低，且不影响救护员开展急救。

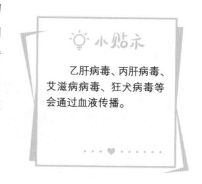

小贴示

乙肝病毒、丙肝病毒、艾滋病病毒、狂犬病毒等会通过血液传播。

1. 降低交叉感染的风险

（1）救护员洗手并戴一次性橡胶手套。如果没有橡胶手套，则可以用干净的塑料袋代替，或者让伤病员自己按住伤口。

（2）救护员可用防水胶布保护自己手部破损处。

（3）如果现场有大批伤病员需要处理体液，则救护员要穿上塑料围裙，戴上防护眼镜，以保护自己的眼睛。

（4）救护员不要赤手接触伤口或者敷料的任何部分。

（5）救护员在对伤病员进行急救时，不要对着伤口咳嗽或者打喷嚏。

2. 彻底洗手

如果条件允许，救护员在操作过程中应注意洗手。洗手时，应使用七步洗手法（图 4-5），注意清洗手的每个部位（包括手掌、手背、手腕、手指和指甲）。

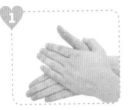

掌心相对揉搓

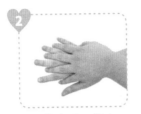

手指交叉，掌心
对手背揉搓

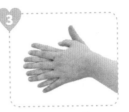

手指交叉，掌心
相对揉搓

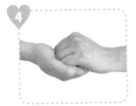

弯曲手指关节，
在掌心揉搓

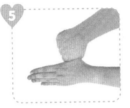

拇指在掌心中揉搓

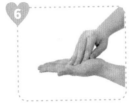

指尖在掌心中揉搓

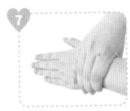

螺旋式攥洗手
腕，交替进行

⚠注意事项

- 使用流动的清水。
- 尽可能使用肥皂。
- 洗手时应稍加用力。
- 使用一次性纸巾或已消毒的毛巾擦手。

图 4-5 七步洗手法

3. 使用保护性手套

（1）除洗手外，在急救时戴手套也有利于防止救护员被感染。可能的话，最好随身携带一次性橡胶手套，在可能接触血液或其他体液时戴上。

（2）一双一次性橡胶手套仅用于一个伤病员。救护员应在接触伤病员前戴上一次性橡胶手套，并在救助行为结束后摘掉一次性橡胶手套。

（3）在戴手套前先洗手，然后捏住一只手套的内边缘，注意手指不要碰到手套的外面。

（4）用戴手套的手拿起另外一只手套的外面并往上拉（图4-6）。注意戴手套的手不能触碰皮肤。

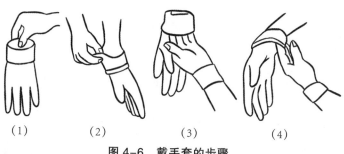

（1）　　　　（2）　　　　　（3）　　　　　（4）

图4-6　戴手套的步骤

（三）及时、合理救护

（1）先救命、后治伤。优先处理大出血及可能致命的胸部、腹部、颅脑损伤。

（2）不要轻易搬动伤病员，除非伤病员身处险境。原则上不移动伤势较重的伤病员，如大出血、内脏破裂、严重心肌梗死及脊柱损伤的伤病员。

（3）若确实需要搬动伤病员，则通常要有必要的协助人员和搬运设备。

> **⚠注意事项**
>
> 以下情况应警惕脊柱损伤：①有头部外伤；②高空坠落、交通意外；③躯干、四肢麻木、感觉缺失或肌无力；④潜水时头触碰水底。
>
> 伤势较重的伤病员应避免进食、进水，以免在急诊手术麻醉中引起呕吐而造成窒息。

（四）心理支持

伤病员会因为正发生在他们身上的事件或可能发生的未知情况而感到惊慌失措。救护员在此时应保持冷静并控制现场局面。

1. 建立信任

（1）救护员可通过自我介绍，与伤病员建立一种信任关系，应了解、熟悉伤病员的称呼，每次交流时呼唤伤病员的名字。救护员应在接近伤病员后下蹲，与伤病员处于同一高度，解释正在发生的事情和起因。在采取救助措施前，向伤病员简单解释有助于建立信任关系；同时，在救护过程中的任何时候，要关心和理解伤病员的情感。

（2）救护员要用眼睛和耳朵仔细判断伤病员的反应，可通过言语和非言语倾听技巧去倾听伤病员的诉说。

（3）救护员可通过眼神与伤病员交流，但不要一直盯着对方；可使用短句和简单的词语或运用简单的手势和动作给伤病员做指导。

（4）伤病员受到惊吓后可能会拒绝他人靠近，救护员可以先与伤病员保持一定的距离，等得到其允许后再靠近。

（5）救护员应该用平静、自信的语调与伤病员交流，语速不要太快、不要大声喊叫，能使伤病员听见即可。

（6）不要中途打断伤病员的诉说，可通过点头或简单应答表示在听，可以在伤病员诉说完后概括复述一下他（她）诉说的内容，向其表示"听懂了"。

2.私人物品保管

在实施现场救护的整个过程中，救护员应帮助看管好伤病员的随身物品，确保伤病员的衣服等个人物品能随同伤病员一起到医院或者移交给警察保管。

3.询问病史并做好记录

（1）询问疾病或事故发生的原因、经过。

（2）监测伤病员的生命体征，询问伤病员有无病史。

（3）询问伤病员所服用药物的名称、数量、时间。

（4）询问伤病员亲友的联系方式。

五、应急救护的程序

进行应急救护时，要在环境安全的前提下，迅速、有序地对伤病员进行检查和采取相应的救护措施（即 D—R—A—B—C—D—E 程序）。

（一）评估环境（危险评估）（D——danger）

在任何事故现场，救护员要冷静地观察周围环境，判断周围环境中是否存在危险，必要时采取安全保护措施或呼叫救援，只有在确保安全的前提下才能进行救护（详见本书 26 页"保证安全"）。

（二）检查反应 (R——response)

救护员如怀疑伤病员意识不清，则可用双手轻拍伤病员的双肩，并在其耳边大声呼唤，观察其是否有反应（图4-7）；如是婴儿，则用手掌拍其足底，观察其是否有反应。如果没有反应，则判断伤病员为意识丧失。如果伤病员能够说话、做眼神交流或打手势，则意味着其有应答。对无应答的意识丧失的伤病员，要立即呼救，并给予紧急救治。

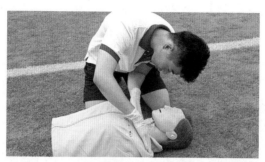

图4-7　检查反应

> ⓘ **注意事项**
>
> ·根据伤病员的病情，将其置于适当体位（可适当调整位置）。
>
> ·如果伤病员面朝下、意识丧失，则应将其面朝上并检查呼吸（详见本书48页"安置心肺复苏体位"）。
>
> ·如果伤病员无意识，但气道通畅、有自主呼吸，则怀疑其有脊髓（脊柱）损伤，最好不要移动。
>
> ·对无意识、有自主呼吸的或心肺复苏成功的伤病员，可置于复原体位（详见本书55页"复原体位"）。
>
> ·如果伤病员因为大量分泌物或呕吐物阻塞气道，则应将其安置在复原体位（详见本书55页"复原体位"）。
>
> ·孕妇首选左侧卧位。

（三）检查气道（A——airway）

如果伤病员无应答，则应处理呛咳或窒息等引起的气管堵塞情况（图4-8）。气道通畅后，进行下一步——"检查呼吸"。

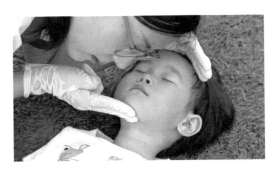

图 4-8　检查气道

（四）检查呼吸（B——breathing）

评估伤病员的呼吸情况时，要检查呼吸频率，判断有无呼吸困难或杂音。对无反应的伤病员，救护员可用"听、看、感觉"的方式判断有无呼吸（图4-9），10秒内完成（详见本书15页"呼吸"）。

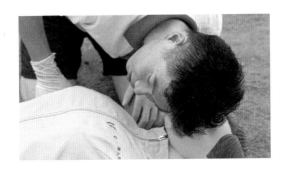

图 4-9　检查呼吸

⚠ 注意事项

· 对于有反应、呼吸异常的伤病员，判断呼吸的时间应达到1分钟。

· 如果救护员情绪紧张或现场嘈杂，则可直接打开伤病员的衣服，以观察呼吸情况。

· 呼吸变快、变浅乃至不规则是病情危重的征兆。

· 叹息样呼吸常见于心搏骤停的最初数分钟。

· 救护员应该在伤病员无意识和无法正常呼吸（如叹息样呼吸）时即开始心肺复苏。

（五）检查循环 (C——circulation)

循环状况可根据呼吸、咳嗽、运动、皮肤颜色、脉搏等（图4-10）情况进行判断（详见本书18~20页"脉搏""血压"）。

以下症状提示有循环障碍

· 没有呼吸、没有运动。

· 皮肤苍白或青紫、湿汗。

· 脉搏细速或不能触及。

· 毛细血管充盈时间大于2秒（按压甲床，正常在2秒内可恢复颜色）。

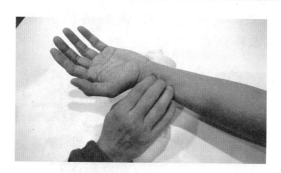

图4-10　检查脉搏

⚠ 注意事项

· 若救护员判断伤病员已无脉搏搏动，或在危急中不能判断心跳是否停止，脉搏也摸不清，则不要反复检查耽搁时间，而应在现场进行胸外按压等紧急救护。

· 不可用拇指诊脉，因拇指动脉搏动较强，易与伤病员的脉搏相混淆。

· 如果测脉率前伤病员有剧烈运动、紧张、恐惧、哭闹等活动，则应休息30分钟，待其安静、情绪稳定后再测。

· 对偏瘫伤病员，应选择健侧肢体测脉率。

对重度休克的伤病员，如果无法触摸到桡动脉搏动，则可以尝试触摸颈动脉。若颈动脉搏动可以触摸到，则提示收缩压降至 60 mmHg 左右；若颈动脉搏动无法触摸到，则提示血压不能维持大脑的血液供应。

· 非专业急救人员需要触摸颈动脉吗？

答：不需要。因为检查颈动脉搏动所需时间较长，通常会大于 10 秒，且敏感性与特异性均较差，所以不要求非专业急救人员在判断是否需要实施心肺复苏前检查颈动脉搏动。如果发现伤病员无意识、无呼吸（或为叹息样呼吸），则应立即实施心肺复苏。

· 专业急救人员需要触摸颈动脉搏动吗？

答：专业急救人员在检查呼吸的同时，还应检查伤病员的颈动脉搏动，如果在 10 秒内不能判断是否存在颈动脉搏动，则应立即实施心肺复苏。

（六）检查清醒程度 (D——disability)

在抢救过程中，要适时检查伤病员的清醒程度，以判断伤情是否发生变化（表 4-3）。

表 4-3　意识障碍分级

意识状态	严重程度	表现
嗜睡	最轻度的意识障碍	伤病员处于持续睡眠状态，但能被言语或轻度刺激唤醒；醒后意识活动接近正常，但对周围环境的鉴别能力较差，反应迟钝，刺激去除后又很快入睡
意识模糊	程度较嗜睡重	伤病员思维和语言不连贯，对时间、地点、人物的定向存在部分或全部障碍，可有错觉、幻觉、躁动不安或精神错乱
昏睡	程度较重	伤病员处于熟睡状态，不易被唤醒，给予压迫眶上神经等强刺激后可被唤醒，醒后缺乏表情，应答含糊不清或答非所问，停止强刺激后又马上进入熟睡状态
昏迷	最严重的意识障碍	浅昏迷：伤病员意识部分丧失，对疼痛刺激可有痛苦表情及躲避反应
		深昏迷：伤病员意识完全丧失，对任何刺激均无反应

（七）详细检查伤情 (E——exposure)

在伤病员情况较平稳、现场环境许可的情况下，应充分暴露伤病员的受伤部位，以便进一步检查和处理。检查顺序为头部、颈部、胸部、腹部、骨盆、臀部、四肢等。

1.检查头部

检查头部见图 4-11。

（1）检查头皮：用双手小心触摸头皮，感觉有无出血、肿胀或塌陷（塌陷表明头部疑似有骨折）。

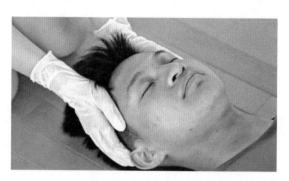

图 4-11　检查头部

（2）检查鼻腔、耳道：观察鼻腔、耳道是否有血水或清液流出，这类排出物是严重颅脑损伤的指征。血水或清液不可堵塞鼻腔和耳道；若堵塞，则有引发脑疝或者加重病情的危险。

（3）检查双眼：注意眼睛是否张开，检查瞳孔（黑色区域）的大小。如果两个瞳孔不等大，则提示可能有颅脑损伤，病情危重。

2.检查颈部

解开伤病员的衣领，检查气管上有无伤口；从颅底开始向下触摸脊椎，在不搬动伤病员的前提下尽可能地向下触诊；检查脊柱有无不规则、肿胀、压痛或变形（图 4-12）。

3.检查胸部

（1）让伤病员深呼吸，看两侧胸腔是否均匀、无障碍、对称地扩张，注意听是否有异常声音。

（2）触诊胸廓，检查有无变形、不规则或压痛（图 4-13）。

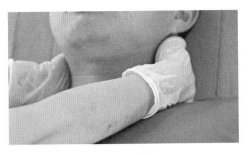

图 4-12 检查颈部

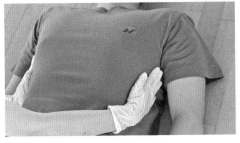

图 4-13 检查胸廓

（3）询问伤病员呼吸时是否有摩擦感，注意呼吸是否引起疼痛。

（4）查找外伤伤口，尤其是随气流进出气体的伤口。若有这样的伤口，则提示为气胸，应立即用纱布或清洁敷料封闭伤口，并用宽带固定。

4. 检查腹部

（1）检查腹部有无伤口、出血和内脏外溢（如肠管外溢）现象（图4-14）。

（2）检查腹肌是否紧张，若腹肌紧张如板状，则提示有内出血或内脏穿孔的可能。检查时使伤病员双膝屈曲，更容易发现问题。

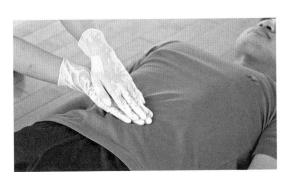

图 4-14 检查腹部

5. 检查骨盆、臀部

检查骨盆有无骨折征象，如疼痛、压痛、局部畸形等。检查时注意动作轻柔（图 4-15）。

6. 检查四肢

检查四肢的感觉、运动、循环功能（图 4-16）。如果无感觉和运动功能受损，则提示可能为脊髓损伤。此时，不要搬动或移动伤病员，以免加重损伤。

检查四肢及关节是否有外伤、肿胀、疼痛和功能受限等。若怀疑发生骨折，则不可在现场尝试复位，也不能回纳开放性骨折的断端。

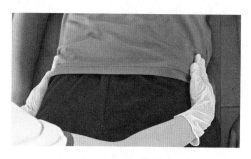

图 4-15　检查骨盆、臀部

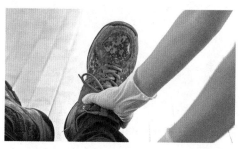

图 4-16　检查四肢（部分）

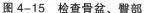

呼 救

·当发现伤病员伤病严重时，救护员应及时拨打"120"；拨通急救电话后，要清楚地回答急救中心接线员的询问。

·救护员应描述清楚的内容：准确描述地点，如事发现场所在路名、门牌号码、小区门的朝向，并说明附近的显著标志；伤病员的年龄、性别、人数；发生伤病的时间和伤病员的主要表现。

第五章

心肺复苏

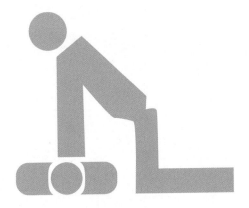

一、心脏与血液循环

　　在日常生活中，心脏急症是发生心搏骤停最常见的原因，许多意外伤害，如电击、淹溺、中毒及严重创伤等，都可导致心搏骤停。一旦发现发生心搏骤停者，必须争分夺秒，尽快实施心肺复苏，才有可能挽救心搏骤停者的生命。

　　氧气是维持生命的重要物质。体内组织细胞会因为缺氧而发生损害，出现代谢紊乱，从而影响脏器组织的功能，严重者会导致死亡——大脑细胞缺氧后伤病员只能存活几分钟。维持生命最重要的就是保持呼吸、循环通畅。呼吸时氧气进入肺部，然后通过循环系统进入机体组织。

　　呼吸和循环是密切关联的生理过程（图 5-1）。呼吸过程是将含氧气的空气送入肺泡中，肺泡周围包绕着毛细血管，氧气通过毛细血管进入血液，与红细胞结合，同时释放产生的二氧化碳。氧气进入红细胞后，首先通过肺静脉进入心脏，然后通过主动脉运送至全身。

肺————

新鲜空气通过口、鼻、气管进入肺部

心脏将不含氧气的血液通过肺动脉压送入肺部

与氧气结合的血液从肺部进入心脏

与氧气结合的血液离开心脏，通过动脉进入体内循环

不含氧气的血液从身体各部组织返回心脏

心脏通过动脉将与氧气结合的血液压送入机体内

红细胞
氧气流向
二氧化碳流向

心肺协同工作原理：含氧气的空气通过口、鼻进入肺部，血液从心脏压送入肺部，在此血细胞与氧气结合；心脏通过动脉将氧合血压送入机体

肺泡————

肺泡内的气体交换：二氧化碳通过血细胞进入肺泡，氧气通过血管壁进入血细胞

图 5-1　呼吸与循环

（一）心脏如何工作

心脏包括左心房、左心室、右心房、右心室（图5-2）。同侧心房的血液可通过瓣膜流至同侧心室。心脏一次收缩和舒张所构成的一个机械活动周期，称为心动周期。

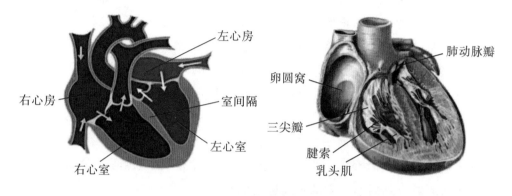

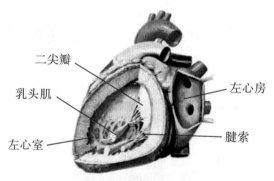

图5-2 心脏的解剖结构

一个心动周期可分为以下3个阶段。

（1）舒张期——血液回流至心房。

（2）心房收缩期——血液被挤压出心房，流至心室。

（3）心室收缩期——血液从心室离开心脏。

在舒张期，心肌舒张，氧合血经肺静脉由肺进入左心房。脱氧合血从上、下腔静脉（进入心脏的大静脉血管）回流至右心房。

在心房收缩期，两心房收缩，位于心室与心房之间的瓣膜开放，血流进入心室。

在心室收缩期，心室收缩。左心室推送血液进入主动脉，将血液输送至全身各部位。右心室将血液推送入肺动脉。血液自肺动脉进入肺内并进行氧合。

（二）血液如何循环

心血管系统包括心脏和血管。心脏收缩，泵血入动脉。动脉逐渐分支、变细，移行为毛细血管。血液在毛细血管内进行氧和营养物质的交换。毛细血管汇集为静脉。血液自静脉回流至心脏。上述过程即为体循环和肺循环（图5-3）。

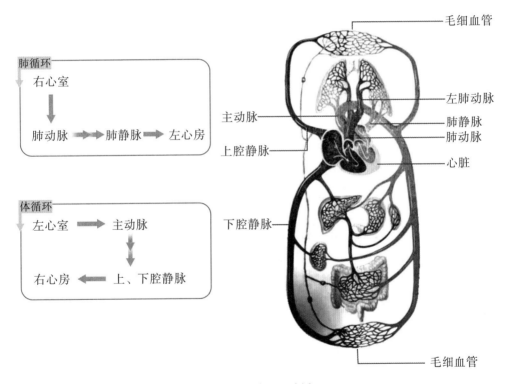

图 5-3　体循环和肺循环

1.体循环

血液从左心室流至主动脉，到达全身毛细血管网，汇集入上、下腔静脉并回流至右心房。通过体循环，运输氧气和营养物质到全身，同时运送代谢废物到排泄器官，并发挥血液的体液调节功能和免疫功能。

2.肺循环

血液从右心室流至肺动脉，经过肺部毛细血管网，摄入氧气并排出二氧化碳，汇集入肺静脉并回流至左心房。

二、心肺复苏概述

心肺复苏（cardiopulmonary resuscitation，CPR）是最基本和最重要的抢救心搏骤停者生命的医学方法，可以通过徒手、辅助设备及药物来实施。

为了使更多心搏骤停者成功获救，非常有必要让更多人接受 CPR 的学习和培训，扩大应急救护队伍。目前认为，高质量 CPR 是心搏骤停者获得最佳预后的基石，挽救生命并且恢复正常功能状态是 CPR 的终极目标。

（一）CPR 的目的

CPR 的目的是利用胸外按压及人工呼吸，使血液能够携氧到脑部及心脏，维持呼吸、循环功能，纠正心律失常，以维护生命健康。

可按年龄将伤病员分为三组（表 5-1）。

表 5-1　伤病员的年龄分组

分组	年龄
婴儿	出生至 1 岁
儿童	1 岁至开始青春期发育（一般为 12 岁，出现腋毛或女性乳房发育）
成人	青春期发育以后

（二）CPR 的 5 个环节

那么，在专业急救人员到来之前如何让伤病员维持呼吸、循环功能呢？

当发生心搏骤停时，如果及时按照以下 5 个环节的内容抢救伤病员，那么就可以最大程度地提高伤病员的生存率：尽早识别并求救、尽早行 CPR、尽早行电除颤、尽早给予高级生命支持和心搏骤停后进行综合救治（表 5-2）。

表 5-2 CPR 的 5 个环节

环节	注意事项
尽早识别并求救	早期发现"无反应、无呼吸以及无循环指征",快速拨打"120"紧急求助
尽早行 CPR	现场急救人员发现心搏骤停伤病员后立即实施高质量心肺复苏,可以提高患者的生存概率
尽早行电除颤	如有除颤指征,则应尽早使用 AED 进行电除颤,这样可对提高心搏骤停伤病员的生存率起到关键作用
尽早给予高级生命支持	在现场和转运到医院的途中,由专业急救人员借助医疗设备为伤病员实施紧急医疗救护
心搏骤停后进行综合救治	即使伤病员恢复自主循环,仍要强调多学科综合救治,直至伤病员出院

三、CPR 的程序

（一）评估现场

确认现场及周边环境安全,避免二次伤害的发生（图 5-4）。如果现场安全,适合实施 CPR,则立即就地抢救。

（二）判断意识

成人和儿童（除婴儿外）：轻拍伤病员双肩,在其双耳旁大声呼叫："你怎么了？"若伤病员无动作或应答,即判断为无反应、无意识（图 5-5）。

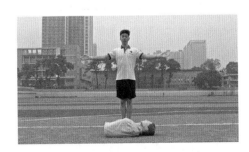

图 5-4 评估现场

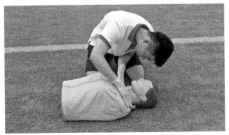

图 5-5 判断意识

婴儿：可拍打足底部（图 5-6）。

（三）安置心肺复苏体位

当发现伤病员无意识时，立即将其置于复苏体位，使其仰卧在坚固、平坦的表面上（图5-7）。

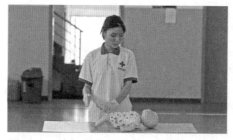

图5-6 拍打婴儿足底部，判断有无反应

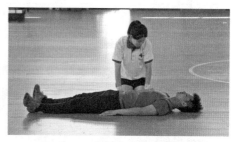

图5-7 安置心肺复苏体位

如果伤病员脸朝下（俯卧位），没有反应，救护员应将其翻转为仰卧位，并检查有无呼吸。

（1）救护员位于伤病员一侧，将其双上肢向上伸直（一手保护肩部，另一手握住腕部）（图5-8）。

（2）救护员将伤病员对侧小腿搭在近侧腿上（图5-9）。

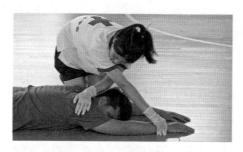

图5-8 伸直双上肢

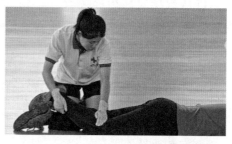

图5-9 将对侧小腿搭在近侧腿上

（3）救护员一手保护伤病员的头颈部，另一手插入其对侧腋下至前胸，用前臂夹住伤病员的躯干，将其身体向自己的方向翻转，使其呈仰卧位（图5-10、图5-11）。

（4）将伤病员双上肢置于身体的两侧（图5-12、图5-13）。

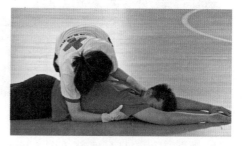

图5-10 翻转

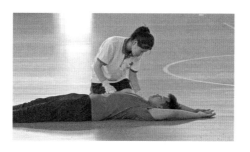

图 5-11　取仰卧位

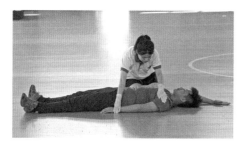

图 5-12　将左侧上肢置于身体左侧

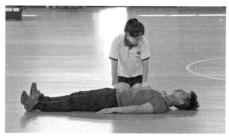

图 5-13　将右侧上肢置于身体右侧

（四）检查呼吸

用"听、看、感觉"的方式检查伤病员的呼吸情况，检查呼吸应在10秒内完成（图 5-14）。

（五）立即呼救

当发现伤病员无反应、无意识及无呼吸（或为叹息样呼吸）时，应立即高声呼救并启动 CPR 程序（图 5-15）。

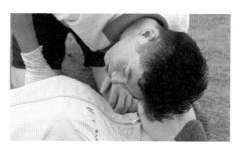

图 5-14　检查呼吸

⏺ 注意事项

叹息样呼吸通常指一种短暂、不规则的喘息，常见于心搏骤停后的前几分钟，不要误认为这是正常呼吸。如果出现该情形，应毫不犹豫地进行 CPR。

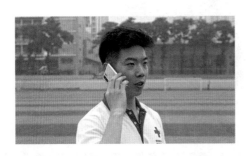

图 5-15　呼救

四、徒手 CPR

如果心脏停止跳动，那么体内血液就无法循环，这样会导致大脑发生缺氧。脑细胞耐受缺氧的时间只有几分钟。通过胸外按压可人工维持一部分血液循环。

胸外按压的原理：通过对心脏直接或间接按压，以保证对机体主要脏器供血。垂直按压胸部正中以增加胸腔压力，使心脏中的血液被推送入机体各组织、器官。当按压暂停时，胸腔压力降低，胸部隆起，血液回流心脏；再次按压，血液又被挤压出去，形成血液循环。正确施行胸外按压供血，可以达到正常血流量的 25%~30%，维持心脏、大脑的血液供应。

（一）成人 CPR 的标准流程

1. 胸外心脏按压（C——compress）

胸外按压 30 次。

（1）部位：胸部正中、两乳头连线水平（胸骨下半部），见图 5-16。

（2）方法：将一只手的掌根紧贴伤病员的胸部正中、两乳头连线水平，双手十指紧扣，掌根重叠，手指翘起，双上肢伸直，上半身前倾，以髋关节为轴，利用上半身的力量垂直向下按压（图 5-17）。

（3）深度：5~6 厘米，每次放松应保证胸廓充分隆起。

（4）频率：100~120 次 / 分，放松和按压的时间应是相同的（30 次按压的时间为 15~18 秒）。

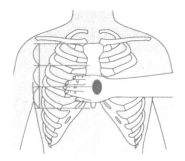
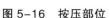

图 5-16　按压部位

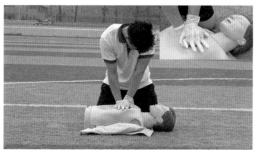

图 5-17　按压方法

> **⚠注意事项**
>
> ·快速、有力地垂直按压，按压后胸廓完全回弹。
> ·尽量避免按压中断（先持续按压 30 次）。

2.打开气道（A——airway）

无意识的伤病员的气道可能存在梗阻。常见的原因是肌肉的控制能力丧失，导致舌后坠而阻塞气道。一旦发生这种情况，伤病员会出现呼吸困难，甚至呼吸停止。

如果伤病员无意识，则首先清除其口腔内的异物，然后用仰头举颏法打开气道。

打开气道的方法：①观察口腔有无异物，如有，需要进行清除（图 5-18）；②协助伤病员取仰卧位，用仰头举颏法打开气道，以确保气道通畅；③救护员一手放在伤病员前额并向下按，另一手食指、中指并拢，将下颌骨抬高（图 5-19）。

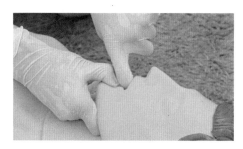

图 5-18　观察口腔

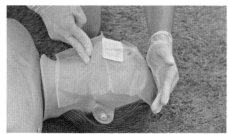

图 5-19　打开气道

3.人工呼吸（B——breathe）

人呼出的气体中含有 16% 的氧气（比吸入的空气中的氧气少 5%）和少量二氧化碳。因此，呼出的气体中包含足够的氧气供给，通过人工呼吸使气体进入伤病员的肺部，可能增加存活的概率。

通过对伤病员进行人工呼吸，气体得以进入伤病员的气道并到达肺泡，氧气被传送到肺内的血管。当救护员的嘴离开伤病员后，伤病员胸部自然回落，含有废气的气体从肺中被挤压出来。该措施与胸外按压同时进行，可在专业医务人员到达前供给伤病员机体组织足够的氧气。

（1）口对口人工呼吸 2 次。

方法：用救护员的嘴罩住伤病员的嘴，同时捏紧伤病员的鼻子，吹气至观察到伤病员胸廓微微起伏（图 5-20）。

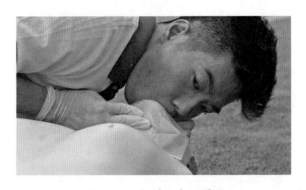

图 5-20　口对口人工呼吸

吹气时间：1 秒。间歇时间：1 秒。间歇时要放松伤病员的鼻子。成人吹气量为 500~600 毫升。

如果进行人工呼吸时胸廓没有起伏，则可采取以下措施：①重新检查头部是否完全后仰、下颌是否抬起；②重新检查伤病员的口腔，清除其中一些可见的阻塞物；③在进行重复胸部按压前有 2 次成功的人工呼吸即可。

（2）口对鼻吹气。该方法适用于不能进行口对口吹气的伤病员，如有口唇创伤者等。

方法：口对鼻吹气与口对口吹气的方法基本相同，不同之处在于救护员应使伤病员口唇紧闭，并应用嘴罩住伤病员的鼻子，将气体从鼻孔吹入。

（3）使用小型面罩。

方法：救护员跪在伤病员的一侧，开放气道，放置面罩，将比较宽的一端对着自己，盖住伤病员的口、鼻，通过气门进行人工呼吸，以防止感染（图5-21、图5-22）。

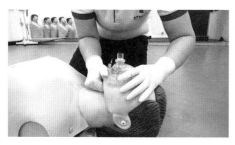

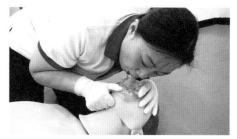

图5-21　放置小型面罩　　　　　图5-22　用小型面罩进行人工呼吸

（二）儿童（除婴儿外）CPR的标准流程

1.打开气道

观察口腔内有无异物，如有，需进行清除。

用仰头举颏法打开气道，使下颌角与耳垂连线、平卧面约成60°角（图5-23）。

2.人工呼吸

采用口对口人工吹气2~5次，吹气时间为1秒，间歇时间为1秒。间歇时要放松伤病员的鼻子。吹气至观察到伤病员胸廓微微起伏（图5-24）。

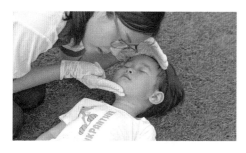

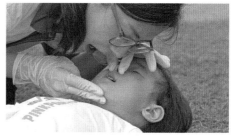

图5-23　打开气道　　　　　　　图5-24　人工呼吸

3.胸外按压

胸外按压的位置为胸部正中、两乳头连线水平（胸骨下半部）。

按压姿势：根据救护员和儿童体格的不同，可采取单手掌根或双手掌根重叠的方法进行按压（图5-25）。

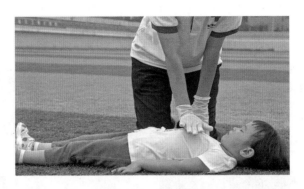

图5-25　胸外按压

按压深度：至少为胸廓前后径的1/3（约5厘米）。

按压频率：100~120次/分。

单人操作以30：2的按压/吹气比例，进行5组CPR，评估1次。双人操作以15：2的按压/吹气比例进行。

（三）婴儿CPR的标准流程

1.打开气道

观察口腔内有无异物，如有，需进行清除。

用仰头举颏法打开气道，使下颌角与耳垂连线、平卧面约成30°角（图5-26、图5-27）。

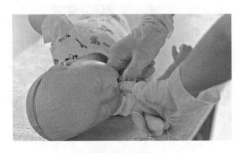

图5-26　观察口腔

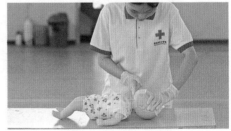

图5-27　打开气道

2.人工呼吸

采用口对口或鼻吹气2~5次，吹气时间为1秒，间歇时间为1秒。间歇时要放松婴儿的口或鼻。吹气至观察到婴儿胸廓微微起伏（图5-28）。

3.胸外按压

胸外按压的位置：胸部正中、两乳头连线下方水平（胸骨下半部）。

按压姿势：食指和中指或中指和无名指并拢垂直，放在婴儿胸骨，或用双手环抱双拇指按压法按压（图5-29）。

按压深度：至少为胸廓前后径的1/3（约4厘米）。

频率：100~120次/分。

单人操作以30：2的按压/吹气比例，进行5组CPR，评估1次。双人操作以15：2的按压/吹气比例。

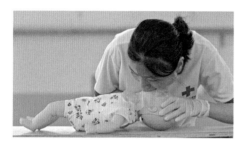
图5-28　人工呼吸

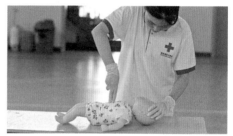
图5-29　胸外按压

（四）CPR效果的评估

以30：2的按压/通气比例，进行5组CPR后评估1次效果。救护员仍用伤病员头侧的手按压其额部，以保持气道开放，另一手触摸颈动脉（若为婴儿，则触摸肱动脉），检查伤病员的呼吸情况，同时观察伤病员面部、口唇和甲床等的颜色变化，此过程用时约10秒。如伤病员自主呼吸、心脏搏动未恢复，则继续行CPR。

（1）患者面部、口唇和甲床等颜色由苍白或者青紫转为红润。

（2）患者恢复心脏搏动。

（3）患者恢复自主呼吸。

（4）患者出现反应，如瞳孔由大变小、眼球活动、手脚活动、开始呻吟等。

（五）复原体位

若伤病员的心脏搏动和自主呼吸已经恢复，则将其置于复原体位（稳定侧卧位），随时观察其生命体征，并进行安慰、照护，等待专业急救人员的到来。安置复原体位的具体操作方法如下。

（1）将伤病员靠近救护员一侧的上肢肘关节屈曲并置于头的外侧，将另一上肢屈曲并置于对侧胸前，将手置于肩部（图5-30）。

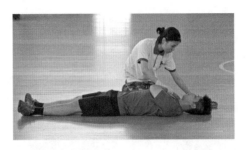

图5-30　放置上肢

（2）将对侧膝部屈曲（图5-31）。

（3）救护员一手置于伤病员对侧肩部，另一手置于其对侧膝部（图5-32）。

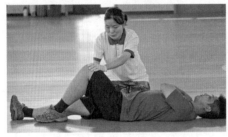
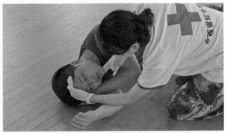

图5-31　屈曲对侧膝部　　　　图5-32　两手分别放于对侧肩部和膝部

（4）将伤病员翻转成侧卧位，使其面部枕于手背上，打开气道（图5-33、图5-34）。

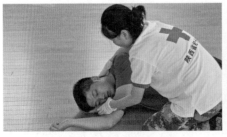

图5-33　翻转成侧卧位　　　　图5-34　使面部枕于手背上，打开气道

（5）调整下肢位置（图5-35），完成体位复原（图5-36）。

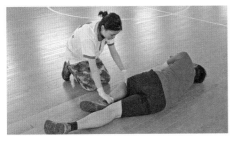 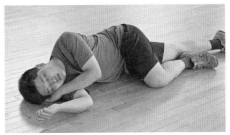

图5-35　调整下肢位置　　　　　　图5-36　完成体位复原

（六）终止CPR的条件

（1）伤病员出现心肺复苏有效的指征。

（2）有专业急救人员接替抢救。

（3）现场救护环境危险，需转移。

（七）高质量CPR的标准

高质量CPR的标准见表5-3。

表5-3　高质量CPR的标准

人群	按压频率	按压深度	注意事项
成人	100~120次/分	5~6厘米	·每次按压后胸廓完全回弹； ·尽量避免胸外按压的中断； ·避免过度通气
儿童 （除婴儿外）		至少为胸廓前后径的1/3（约5厘米）	
婴儿		至少为胸廓前后径的1/3（约4厘米）	

（八）CPR的流程（CAB）

1. C——胸外心脏按压

发现有人突然倒地，在现场环境安全、做好自我防护的情况下，救护员应立即开始实施以下几方面操作。

（1）判断意识或反应（轻拍重唤）。

（2）复苏体位，判断呼吸、循环，10秒内完成。

（3）呼救，表明身份，取AED。

（4）在胸部正中乳头连线水平向下垂直按压30次［婴儿在胸部正中两乳头连线下方（胸骨下半部）］。

2．A——开放气道

用仰头举颏法开放气道。

3．B——人工呼吸

完成30次按压后，进行2次吹气（1个周期）。5个周期后，再次开放气道并评估呼吸。如果自主呼吸没有恢复，则继续进行CPR。

（九）特殊情况下的CPR

如果有其他的救护员，则每隔1~2分钟互换一次，但尽量不停止对心脏的按压（图5-37）。

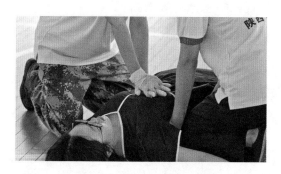

图5-37　特殊情况下的CPR

在进行CPR时，如果伤病员呕吐，则应将其头侧转，待呕吐后，清理口腔，然后立即将其翻回仰卧姿势，重新开始CPR。

如果伤病员是妊娠晚期的孕妇，则对其施行CPR时，需在心脏按压前将其右侧胯部抬起。

如遇溺水者无意识、无呼吸（或为叹息样呼吸），则救护员应迅速清除溺水者口、鼻中的泥沙等异物，开放气道，首先给予2~5次人工呼吸，然后立即开始以30：2的按压/吹气比例实施CPR。如有两名救护员，则以15：2的按压/吹气比例实施CPR；如果现场仅有一名救护员且无手机可以使用，则在进行1分钟CPR后，暂时离开溺水者去拨打急救电话并取得附近的AED。

决定溺水者预后的因素是缺氧持续的时间，因此，要尽早开始高质量的

CPR，不应试图采用无效的急救方法，如控水等。

在某些情况下，可能有必要改变人工呼吸的方法，例如，当伤病员口部沾有有毒物质时，就需要用口对鼻的方式进行人工呼吸。

五、AED

心跳停止，即发生心搏骤停，其最常见的原因是心肌受损或者供氧不足导致的心室颤动（又称室颤，英文缩写为 VF）或室性心动过速（英文缩写为 VT）。AED 是一种可通过电击纠正以上两种致命性心律失常的医疗器械，可用于成年人及 1 岁以上的儿童。AED 可自动分析伤病员的心律并提示是否需要进行电除颤，还可通过语音提示每一步的具体操作。AED 携带方便、操作简单易行，普通人经过培训就可以掌握其使用方法。

目前，在很多公共场所（如大型商场、地铁站和飞机场等）放置有 AED。大多数情况下，当使用到 AED 时，救护员已经开始进行徒手 CPR 操作。救护员拿到 AED 后，在准备仪器、将电极片贴到伤病员身上的同时，不应该中断 CPR 操作。

电除颤的原理是使一定强度的电流在瞬间通过心脏，以终止所有不规则、不协调的心肌电活动，然后使心脏自律性最高的起搏点——窦房结重新主导心脏节律，进而使心脏电流正常化。对于可复律的致命性心律失常伤病员，电除颤越早，预后越好。电除颤的成功率会随着时间的延迟而下降，每延迟 1 分钟，成功率会下降 7%~10%。

（一）AED 的使用

不同品牌和型号的 AED 略有差异，但所有 AED 的基本操作方法类似。下面介绍 AED 的通用操作步骤。

1. 开启 AED

打开包装，取出 AED，将其放在伤病员的头侧，打开电源开关。开启 AED 后，按照语音提示操作（图 5-38）。有些 AED 在打开盖子时会自动开启。

AED 放置的位置应当便于贴电极片，与进行 CPR 的救护员互不影响。考虑到双人操作时的便利性，建议将 AED 放置于伤病员头顶附近，AED 的除颤按钮应面向伤病员头部（图 5-39）。

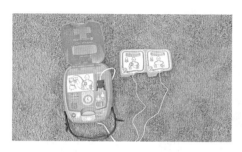

图 5-38　开启 AED

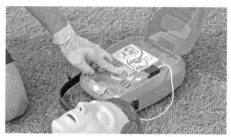

图 5-39　AED 的位置

2.贴放电极片

撕去电极片上的贴膜，按照图示位置将电极片紧贴于伤病员裸露的皮肤上，然后将电极片的电线接到 AED 机身上（有些电极片的电线已预先连接到 AED 机身上），见图 5-40。

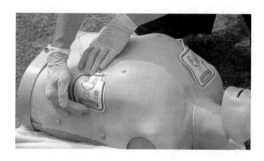

图 5-40　贴放电极片

AED 和电极片的选择

·对成人和 8 岁及 8 岁以上的儿童应使用标准电极片。

·对 8 岁以下的儿童（附婴儿外）应使用儿童电极片，或者使用 AED 的儿童模式。

·对婴儿应首选使用手动除颤器，而不是使用 AED 进行电除颤。如果没有手动除颤器，则应使用儿童电极片，或者使用 AED 的儿童模式。

如果现场有两名以上的救护员，在一名救护员实施胸外按压的同时，另一名救护员开始操作 AED,不能因为贴电极片而中断 CPR。

电极片的贴放位置

·成人：将电极片贴在伤病员裸露的胸部皮肤上（图5-41）。一片贴在胸骨右缘、锁骨之下；另一片贴在伤病员左乳头下外侧（左腋前线之后第5肋间处）。

·儿童：将电极片贴在儿童的胸前正中及背后左肩胛处，对体格较大的儿童也可按照成人的位置贴放电极片（图5-42）。

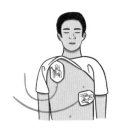
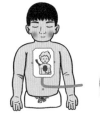
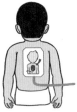

图 5-41 成人贴放电极片的位置　　　**图 5-42 儿童前后位贴放电极片**

3. AED 分析心律

AED 通过分析伤病员的心律，可以确定其是否需要进行电除颤。因为触摸或移动伤病员可能会影响分析结果，所以此时要确保所有人不得接触伤病员。救护员应大声呼喊，提示："请不要接触伤病员。"如果有救护员正在进行CPR，则应当暂停操作（图5-43）。AED 通过分析，如果确认为 VF 或 VT，则会提示进行电除颤。

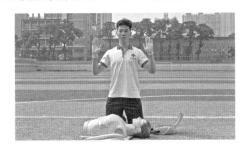

图 5-43 AED 分析心律

如果分析结果不是可复律的心律失常，则 AED 不会放电，同时会提示："不建议进行电除颤，如有需要请进行 CPR。"

4. 电击除颤

如果 AED 建议电除颤，则需要再次确认所有人员均未接触伤病员（接触者可能被电击）。对半自动 AED 来说，需要按下"电击"按钮来完成电除颤（图5-44）。全自动 AED 则会自动放电除颤。

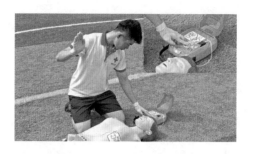

图 5-44 按下"电击"按钮

5. 电除颤后继续进行 CPR

完成电除颤后，立即继续实施 CPR。2 分钟后 AED 会再次自动分析心律，确定是否需要下一次电击。无论是否需要进行再次电击，在 AED 未提示需要离开伤病员时，救护员均要进行高质量 CPR，直至出现终止 CPR 的条件。

AED 的使用流程见图 5-45。

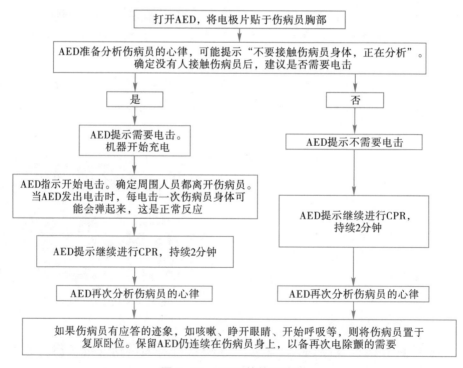

图 5-45 AED 的使用流程

（二）特殊情况的处理

贴放电极片前，迅速检查伤病员，以确定是否存在以下特殊情况。

1.胸毛过多

如果伤病员胸毛过多，则会导致电极片与皮肤之间的贴合不紧密，此时AED无法分析伤病员的心律。施救者可以使用AED包装中的剃刀，剃掉电极片贴放部位的胸毛，或者在有两副电极片时，先使用其中一副电极片清除胸毛，再使用另外一副电极片除颤。用电极片去除胸毛的方法：按压电极片，使之与胸毛粘牢，然后快速用力地撕掉电极片。

2.胸部表面有水

如果伤病员（如淹溺及大量出汗的伤病员）胸部表面有较多水，则应快速擦干伤病员的胸部，再贴放电极片。

3.躺在水中

水是良好的导电体，不能在水中使用AED。如果伤病员躺在水中，则要先将伤病员抬出，擦干胸部后再使用AED。

4.植入式除颤器和起搏器

如果植入的设备可见或了解到伤病员带有植入设备，则要避免将AED的电极片直接贴在该设备上，调整电极片的贴放位置，按照正常操作步骤使用AED。

5.药物贴片

如果患者贴放电极片的部位有药物贴片，则不能直接将电极片贴在药物贴片上，应当撕掉药物贴片后再贴放电极片。

6.金属表面

在使用AED前，要将伤病员移开金属等导电物体表面。

7.首饰和穿刺装饰

在使用AED前，不需要摘取伤病员的首饰和身体穿刺装饰，但要避免将电极片直接贴在金属饰品或穿刺装饰上。

六、气道异物梗阻

食物或其他物体进入气道后会导致气道阻塞，阻止空气进入肺部，造成机体缺氧，严重时可引起窒息、死亡。

（一）原因

（1）进食时谈话、大笑。

（2）饮酒后咳嗽反射迟钝或延缓。

（3）婴幼儿误吞异物，如玩具、果冻等。

（4）伤病员失去知觉，舌后坠或血液、呕吐物阻塞气管。

（二）识别

伤病员常常不由自主地以一手或双手紧贴于颈前喉部，被称为"V"形手势（图5-46）。

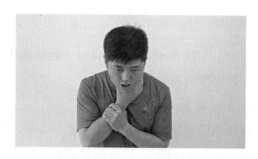

图5-46　识别气道异物梗阻

1.不完全阻塞

伤病员可以说话或者发出声音，可以咳嗽、呕吐，可出现呼吸困难，呼吸时发出尖锐的噪音，面部、口唇、甲床青紫。

2.完全阻塞

伤病员不能说话，不能咳嗽和呼吸，面色青紫，很快意识丧失、昏迷倒地。如果不能及时解除梗阻，则伤病员会很快因缺氧而死亡。

（三）救治方法

1.成人气道异物梗阻的救治

异物卡在喉部会使喉部阻塞，导致肌肉痉挛。如果阻塞不严重，则伤病员可通过咳嗽自行清除。若伤病员无应答，则应立即开放气道，检查呼吸。如果没有呼吸，则应立即行CPR。

（1）轻度的气道梗阻：鼓励伤病员用力咳嗽，争取排出异物。不要立即进行背部叩击，腹部、胸部冲击等损伤性治疗，这样可能会加重气道梗阻并导致其他并发症（注意保护伤病员，防止其摔倒）。

（2）严重的气道梗阻：若梗阻症状比较严重，但伤病员意识清醒，则应立即拨打急救电话，并采取以下方法进行救治。

1）背部叩击法：5次。

·救护员站在伤病员背后，一手支撑伤病员胸部，让其身体前倾（腰部向前弯曲），以利于异物从口中排出，而不是顺呼吸道下滑。

·另一手的手掌根部在伤病员的两个肩胛骨之间用力叩击5次。

·每次叩击后检查气道梗阻是否解除，如果解除，则不必做足5次（图5-47）。

2）腹部冲击法（海氏手法）：5次。

·当背部叩击不能解除伤病员的气道梗阻时，应立即实施腹部冲击。

·救护员站在伤病员身后，双臂从后向前环抱。

·一手握拳，握拳手的拇指侧紧抵伤病员剑突和肚脐之间（脐上两横指）；另一手握紧此拳，用力快速向内、向上冲击5次（图5-48）。

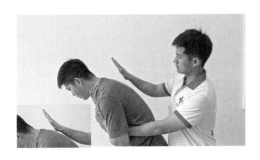

图5-47　背部叩击

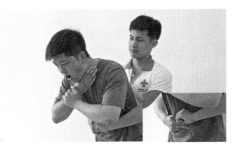

图5-48　腹部冲击

·每次腹部冲击后检查气道梗阻是否解除。如果梗阻解除，则不必做足5次；如果梗阻没有解除，则继续交替进行5次背部叩击（图5-49）。

3）胸部冲击法：5次。

对于肥胖和怀孕后期的气道梗阻伤病员，若救护员无法环抱其腹部，则应采取胸部冲击法，以代替腹部冲击法。①救护员双臂从伤病员腋下自后向前环绕其胸部；②一手握拳，将拇指侧置于伤病员胸骨中部（注意避开肋骨缘和剑突），另一手紧握此拳，用力收紧手臂向内、向上有节奏地冲击5次。

如果梗阻没有解除，则继续交替进行 5 次背部叩击（图 5-50）。

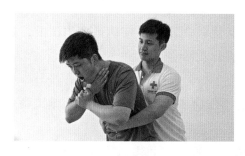
（1）

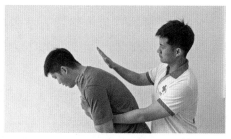
（2）

图 5-49　腹部冲击与背部叩击交替进行

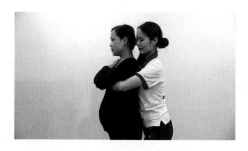

图 5-50　胸部冲击（孕妇）

如果伤病员失去意识，则应立即小心地将其平放在地上；如果还没有拨打急救电话，则应立即呼救，并开始实施 CPR，此时应进行人工呼吸（见本书 47 页"CPR 的程序"）。

2. 儿童（除婴儿外）气道异物梗阻的救治

儿童因为有可能将异物吸入气管，所以特别容易发生窒息。儿童气道异物梗阻的急救方法同成人的急救方法。如果儿童发生窒息，救护员要反应迅速。若儿童失去意识，则应立即小心地将其平放在地上，立即呼救，立刻准备进行人工呼吸和胸部按压（图 5-51）。

3. 婴儿气道异物梗阻

（1）如果婴儿表现出轻度的气道梗阻症状，则暂时不做治疗，继续观察症状变化，原因在于背部叩击和胸部冲击可能引起严重并发症并使气道梗阻恶化。

（2）如果婴儿表现为严重的气道异物梗阻症状，但意识清醒，则应当立即拨打急救电话，并采取以下方法进行救治。

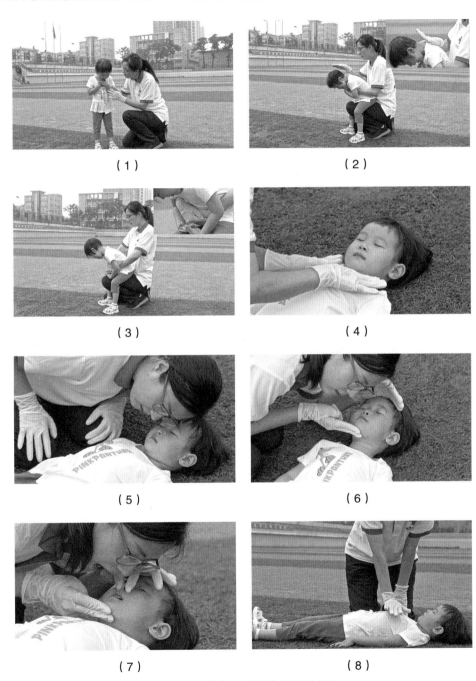

（1）　　　　　　　　　　　（2）

（3）　　　　　　　　　　　（4）

（5）　　　　　　　　　　　（6）

（7）　　　　　　　　　　　（8）

图 5-51　儿童气道异物梗阻的救治

1）背部叩击法。

·救护员取坐位或蹲位，抱起婴儿，用一手保护婴儿头颈部，将其以头低臀高位放于前臂上（图5-52）。

·救护员用另一手固定婴儿下颌部，使其头部轻度后仰、低于身体（图5-53）。

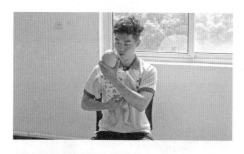

图5-52　将婴儿放于前臂

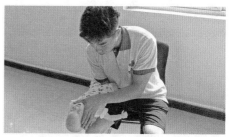

图5-53　将婴儿头部轻度后仰

·救护员用两前臂将婴儿固定，翻转成俯卧位，保持头部向下（图5-54、图5-55）。

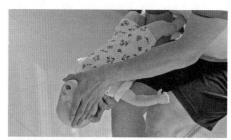

图5-54　固定婴儿

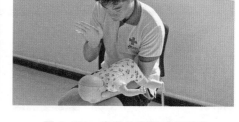

图5-55　将婴儿翻转成俯卧位

·救护员用另一手的掌部在两块肩胛骨之间叩击5次（图5-56）。

·每次叩击后，救护员应检查气道异物梗阻是否解除；如果解除，则不必做足5次。

2）胸部冲击法

·救护员取坐位或蹲位，用

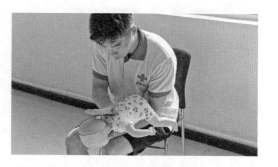

图5-56　叩击

两只手及前臂固定婴儿，将其翻转为俯卧位，将婴儿沿着自己手臂的方向，以头低臀高位顺放（或横放）在自己的大腿上（图5-57）。

·在婴儿两乳头连线下方水平进行胸部冲击按压，救护员用一只手的中指和食指、无名指并拢（两根手指并拢），垂直向下冲击，重复5次，冲击深度至少为胸廓前后径的1/3（图5-58）。

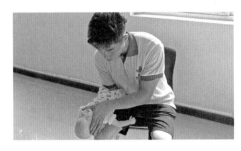

图5-57 头低臀高位

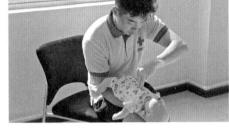

图5-58 冲击按压

·每次冲击后检查气道异物梗阻是否解除。如果梗阻解除，则不必做足5次；如果梗阻没有解除，则继续交替进行5次背部叩击。

·伤病员一旦失去意识，救护员则应立即小心地将其移到坚硬的平面上；如果还没有拨打急救电话，则应立即呼救，同时开放气道，给予2~5次人工呼吸。在第一次尝试人工呼吸时，如果吹气没有使胸廓抬起，则重新调整婴儿头部的位置，再次开放气道，做第二次尝试，此后立即实施CPR（图5-59）。

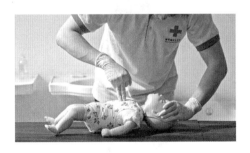

图5-59 实施CPR

⚠注意事项

·实施腹部冲击的位置要准确，不要把手放在胸骨的剑突上或肋缘下。

·每次背部叩击和胸、腹部冲击后检查是否解除梗阻；如果解除，则不必做足 5 次。

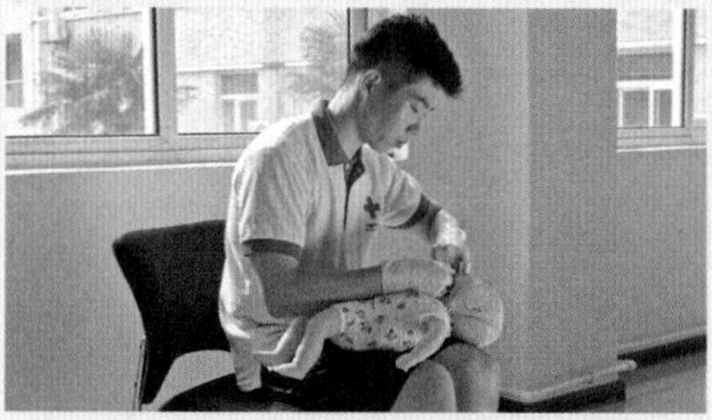

·应避免盲目使用手指清理呼吸道，除非可以明确看见异物，再用手指清除。清除婴儿口腔异物要用小指（图 5-60）。

图 5-60　清除婴儿口腔异物

·急救结束后，对即使看起来状态良好的伤病员，也应该尽快送往医院检查，以确保没有损伤气道或其他内脏器官。

·气道梗阻伤病员独自一人时，可采用自救的方法：伤病员一手握拳，用拳头的拇指侧紧抵剑突和肚脐之间（脐上两横指处），用另一手紧握此拳头，用力快速向上、向内冲击，还可选择将上腹部抵压在一块坚硬的平面上，如椅背、桌缘、走廊栏杆等处，弯腰并连续向内、向上冲击，以使异物排出（图 5-61、图 5-62）。

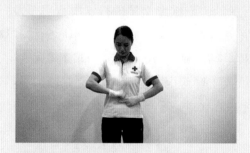

图 5-61　选择冲击部位

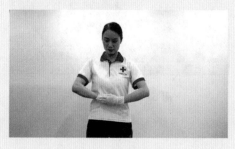

图 5-62　腹部冲击

第六章

应急创伤救护

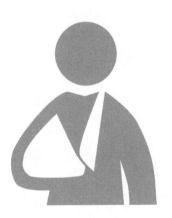

创伤是现代社会常见的急性伤害。严重创伤的应急救护需要快速、正确、有效，以挽救伤病员的生命，防止损伤加重，减轻伤病员的痛苦。本章重点介绍应急创伤救护的基本原则，以及止血、包扎、骨折固定、伤病员的搬运护送四项基本技术。

一、出血和伤口的类型

血管受损后收缩，血液发生一系列化学反应后凝固成血块，形成覆盖在受伤区域的"栓子"。如果大血管被撕裂或割断，则在血液凝固之前会有无法控制的大出血，从而导致休克。

（一）出血的类型

根据受损血管种类的不同，可将出血分为以下类型。

1. 动脉出血

一般情况下，动脉携带着心脏泵出的氧合血。动脉一旦被割破，鲜血会喷射出来，呈鲜红色。如果大动脉受损，则体内的血容量会迅速下降。

2. 静脉出血

静脉的血液已将氧转运、释放到各组织细胞内，故呈暗红色，与动脉血相比，静脉压力较小，血液不会涌出。

3. 毛细血管出血

很多伤口都会伴随毛细血管出血。毛细血管出血为渗出血液，呈鲜红色或暗红色，但通常出血量较少。

（二）伤口的类型

各种类型的伤口都存在周边组织损伤和感染的危险。根据造成伤口的物体（如刀或子弹）和致伤机制的不同，可将伤口分为以下几种类型。

1. 割伤

割伤是肢体被锋利的物体（如刀、刀片或玻璃）切割导致的创伤（图6-1），损伤较局限；如血管被切断，则出血量较大，肌腱或神经也有可能受到损伤。

2. 撕裂伤

撕裂伤是由重击或撕扯造成的伤口（图6-2）。该伤口可能比割伤出血少，但可能会有更多的组织损伤。撕裂伤的伤口经常粘有细菌，感染的概率较高。

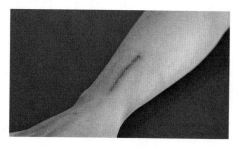

图 6-1　割伤

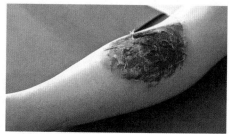

图 6-2　撕裂伤

3.擦伤

擦伤通常由跌倒造成，伤处表皮被磨损，通常有污染物和沙粒嵌入皮肤软组织内，容易感染（图 6-3）。

4.挫伤（淤伤）

挫伤（淤伤）通常由跌倒、被钝物（或硬物）击伤或撞伤造成，可能伴发骨折、闭合性损伤，皮肤可能没有穿破，但因毛细血管破裂，伤处周围有淤肿（图 6-4）。

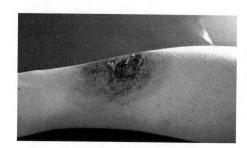

图 6-3　擦伤

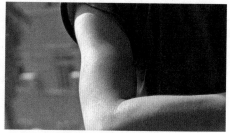

图 6-4　挫伤（淤伤）

5.刺伤

刺伤通常由尖锐器具（如匕首、锥、钉或针等）所刺造成。刺伤入口小、刺入深，会造成深部组织或器官的损伤（图 6-5）。

6.枪伤

通常子弹可能停留于体内，亦可能射穿身体，造成脏器损伤，来自空气中的污染物和部分衣物会被带入体内，容易感染；伤口出口和入口的形状、大小与子弹的种类、发射距离有关；一般枪伤入口小而齐整，但出口较大且凌乱（图6-6）。

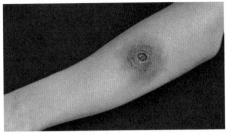

图6-5　刺伤

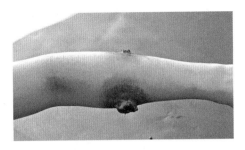

图6-6　枪伤

（三）表浅伤口的处理步骤

（1）救护员一般站在伤病员的对侧，协助伤病员坐下或保持舒适体位（图6-7）。

（2）穿戴保护性手套，暴露伤口，检查伤口处是否有异物，对表浅异物可予以清除（图6-8）。

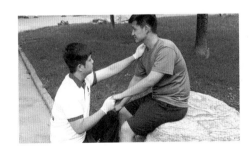

图6-7　取舒适体位

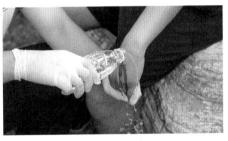

图6-8　清除表浅异物

（3）用敷料覆盖伤口，直接压迫止血（图6-9）。

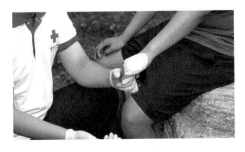

图6-9　覆盖敷料，压迫止血

（4）包扎伤口（图6-10）。

（5）检查末梢血液循环情况，预防或处理休克（图6-11）。

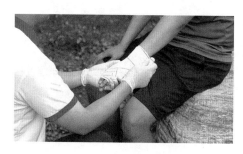 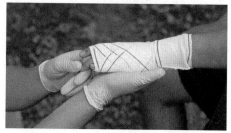

图6-10　包扎伤口　　　　　　　图6-11　检查末梢血液循环

⚠ 注意事项

· 若伤口处有泥沙或其他污染物，则可用流动水（自来水）清洗。

· 若伤口内有扎入较深的异物，如匕首，则不可移除，以免引发大出血。

· 建议伤病员寻求医疗援助，注意预防破伤风。

二、现场创伤处理常用的材料

（一）敷料

敷料是一种直接放到伤口处以吸收血液和其他液体，促进凝血和预防感染的衬垫（图6-12）。

1. 使用敷料的要点

（1）救护员应戴上保护性手套处理伤口。

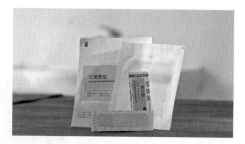

（2）将密封的敷料打开，压在伤口上。

图6-12　敷料

（3）尽量避免用手接触伤口及敷料内侧。

（4）最后，用绷带固定敷料。

2.敷料的种类

（1）临时敷料：如干净的被单、手帕、毛巾或三角巾等。

（2）消毒纱布敷料：如消毒敷料包、黏性敷料等。

（二）止血带

当四肢出血严重，直接压迫无法控制出血，或不能使用其他方法止血以致危及生命时，尤其是在特殊情况下（如灾害环境、战争环境、偏远地区），可使用止血带。目前常用的止血带有橡胶管止血带、布带绞紧式止血带和表带式止血带（图6-13）；也可就地取材，如用干净的领带、围巾、布条等作为临时性止血带。

（三）绷带

绷带用于固定敷料、协助止血，可起到保护作用，有助于防止感染，促进伤口愈合（图6-14）。绷带有不同的种类、规格，应根据受伤的部位及伤口的大小来选择合适的种类和包扎方法。

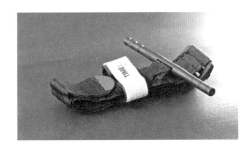

图6-13　表带式止血带

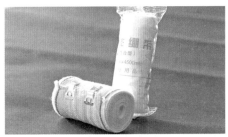

图6-14　绷带

1.绷带的用途

（1）使敷料保持直接压力于伤口上，以制止出血。

（2）固定敷料，保护伤口。

（3）支持受伤的肢体或关节。

（4）避免受伤部位的移动。

（5）帮助运送伤病员。

2.绷带的使用原则及注意事项

（1）一手持绷带头，另一手持绷带卷，使绷带轴向上。

（2）包扎方向为由内向外、由远心端向近心端（如由下至上）。

（3）包扎时，覆盖前一圈绷带的2/3或1/2。

（4）包扎绷带不得过紧或过松，以可插入伤病员一根手指为宜。若绷带包扎过紧，则应立即松开，以免影响血液循环。

（5）包扎肢体时不可遮盖指（趾）甲；注意检查伤肢的末梢血液循环情况。

（6）尽量收尾于肢体外侧（不要固定在伤口处）。

（7）检查末梢循环：按压指（趾）甲，放松后2秒内未恢复红润，则表示包扎过紧、血液循环不良。此时应松开绷带重新包扎。

（四）三角巾

三角巾是用于包扎的三角形布料，其操作简单、使用方便、容易掌握、包扎面积大，是现场急救中应用最广泛的一种急救材料，不仅可用于包扎肩部、胸部、腹部、臀部，以及悬吊手、前臂等，还可用以固定夹板、敷料和作为止血带使用（图6-15）。

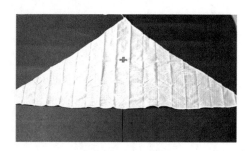

图6-15　三角巾

三角巾的折叠方法如下。

（1）条形：根据需要将三角巾折叠成适当宽度的条带（图6-16）。

（2）燕尾式：将三角巾的两底角对折，然后将两底角错开并形成夹角，夹角的大小可根据包扎部位的不同而调整（图6-17）。

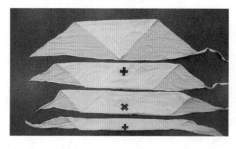

图6-16　条形

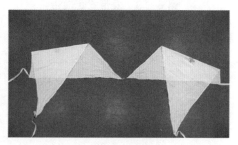

图6-17　燕尾式

知识拓展

平　结

平结又称"一"字结，其优点在于不会松脱、结平及容易松解。

打结方法：将左边环绕右边；再将右边环绕回左边（图6-18）。

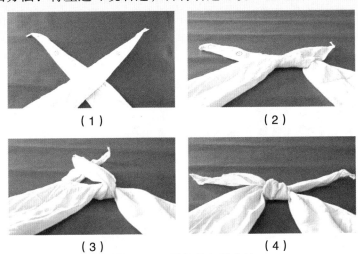

（1）　　　　　　　　　　　（2）

（3）　　　　　　　　　　　（4）

图6-18　平结的打结方法

三、止血

　　严重的创伤常因引起大量出血而危及伤病员的生命，在现场及时、有效地为伤病员止血是挽救生命必须采取的措施。在医务人员到来之前，救护员为伤病员止血时要根据现场条件选择可行的止血措施，同时还要避免或尽量减少止血措施给伤病员带来不必要的损伤。

　　（一）直接压迫止血

　　直接压迫止血是直接按压出血部位的止血方法，一般用于小动脉、静脉、毛细血管的出血，是最直接、最快速、最有效的止血方法。

　　其操作要点具体如下。

　　（1）处理伤口前应洗手，尽可能戴手套和口罩，以防止感染。

（2）检查伤口处是否有异物；如有表浅小异物，则应取出。

（3）将敷料或干净的布料覆盖在伤口上，用手直接持续用力压迫止血。

（4）如果敷料被血液浸透，则在原有的敷料上再加敷料覆盖，继续压迫止血。

（5）处理伤口后要用肥皂水、流动水彻底洗手。

（二）加压包扎止血

在直接压迫止血的同时，可用绷带或三角巾加压包扎。

其操作要点具体如下。

（1）在伤口处覆盖敷料后，再用绷带或三角巾等环绕敷料加压包扎（图6-19、图6-20）。

（2）包扎后检查肢体末端的血液循环情况。

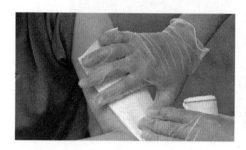 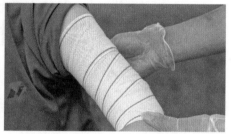

图6-19　覆盖敷料　　　　　　　　图6-20　加压包扎

---

①注意事项

包扎应松紧适度，不宜过紧，包扎后应检查伤肢末端的血液循环情况，如伤肢末端出现麻木、发凉或青紫，则说明包扎过紧，应重新包扎。

（三）止血带止血法

这里介绍布带绞紧式止血带（图6-21）和表带式止血带（图6-22）的止血方法。

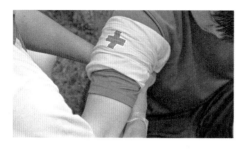

图 6-21　布带绞紧式止血带止血

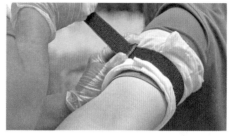

图 6-22　表带式止血带止血

1. 布带绞紧式止血带止血

（1）将三角巾或围巾、领带等布料折叠成合适的条带（宽约 10 厘米）。

（2）如上肢出血，则在上臂的上 1/3 处（如下肢出血，在大腿的中上部）垫好衬垫，或将条带中点放在止血部位，向后环绕一圈作为衬垫，在后面交叉，然后向前环绕第二圈打一活结（图 6-23~ 图 6-25）。

（3）将绞棒（如圆珠笔、筷子等）在肢体外侧插入活结旁的圈内，然后提起绞棒旋紧至伤口停止出血为度（图 6-26）。

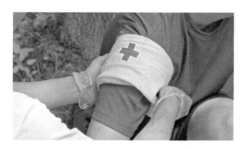

图 6-23　环绕

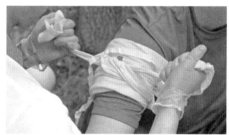

图 6-24　开始打结

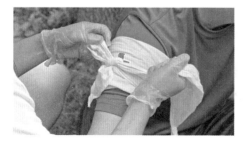

图 6-25　打结完成

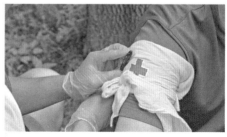

图 6-26　旋紧

（4）再将绞棒的另一端插入活结套内，将活结拉紧，固定条带末端（图6-27）。

（5）在明显部位标记结扎止血带的时间（图6-28）。

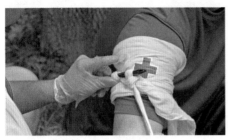

图 6-27　固定

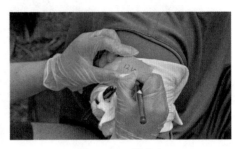
图 6-28　做标记

2. 表带式止血带止血

如上肢出血，则在上臂的上 1/3 处（如下肢出血，则在大腿的中上部）垫好衬垫（可用绷带、毛巾、平整的衣物等）。将止血带缠绕在肢体上，一端穿进扣环，并拉紧至伤口停止出血为度，在明显的部位注明结扎的时间（图6-29、图6-30）。

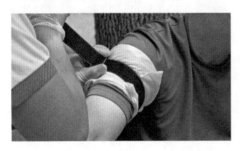
（1）

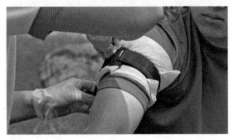
（2）

图 6-29　缠绕并扣紧

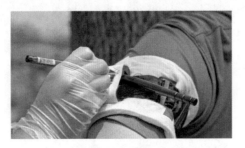
图 6-30　做标记

! 注意事项

· 不能直接将止血带扎在皮肤上，应先用衬垫垫好。

· 结扎止血带的部位应在伤口的近心端。若为上肢出血，则扎在上臂的上 1/3 处；若为下肢出血，则扎在大腿的中上部。

· 止血带松紧要适度，以伤口停止出血为度，过紧容易造成肢体损伤或缺血坏死。

· 注明结扎时间，精确到分钟。

· 每隔 40~50 分钟或发现伤病员远端肢体变凉时松解 1 次，松解时直接压迫伤口处止血，以暂时恢复远端肢体的血供。

· 禁止将铁丝、电线、绳索等无弹性的物品用作止血带。

四、包扎

包扎伤口时动作要快、准、轻、牢。包扎部位要准确、严密、不遗漏伤口；包扎动作要轻，不要碰触伤口，以免增加伤病员的疼痛和伤口出血；包扎要牢固，但不宜过紧，以免妨碍血液流通和压迫神经；包扎前伤口上一定要加盖敷料。

（一）绷带包扎

1. 环形包扎

环形包扎适用于粗细相等部位的包扎，是最基础和最常用的包扎方法（图6-31、图6-32）。

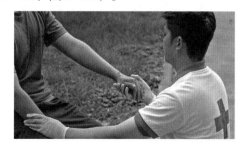

图 6-31 取舒适体位

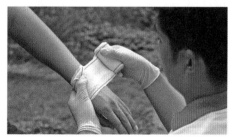

图 6-32 环形包扎

2.螺旋包扎

螺旋包扎适用于肢体上下粗细相等，伤口较大、较长部位（如上臂、躯干等）的包扎（图6-33）。

（1）包扎时嘱伤病员或助手协助直接压迫止血，用力应均匀（图6-34）。

（2）由受伤部位之下开始，由远心端至近心端（自下而上）包扎（图6-35）。

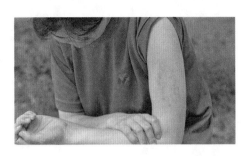

图6-33　上下粗细相等的受伤部位

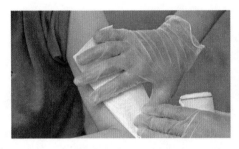

图6-34　压迫止血

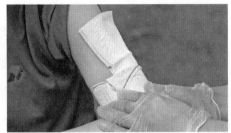

图6-35　自远心端向近心端包扎

（3）每绕一圈时，绷带应覆盖前一圈绷带的1/2至2/3（图6-36）。

（4）绷带应将敷料完全遮盖（图6-37）。

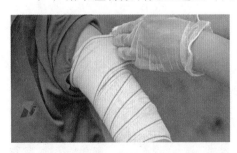

图6-36　缠绷带

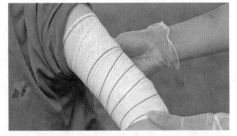

图6-37　完成螺旋包扎

3.螺旋反折包扎

螺旋反折包扎适用于肢体上下粗细不等部位（如小腿、前臂等）的包扎（图6-38）。

（1）包扎时嘱伤病员或助手协助直接压迫止血，用力应均匀，先用环形固定始端（图6-39）。

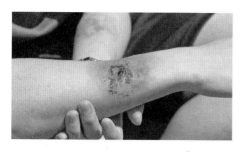

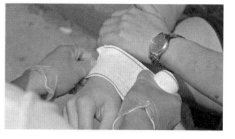

图 6-38　上下粗细不等的受伤部位　　　　图 6-39　环形固定始端

（2）每圈反折一次。反折时，以左手拇指按住绷带上面的正中处，右手将绷带向下反折，缠绕包扎，松紧适宜地向后绕并拉紧，不要在伤口上反折（图 6-40）。

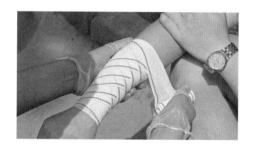

图 6-40　反折包扎

4. "8" 字包扎

"8"字包扎适用于手掌、手背、踝部和其他关节处伤口的包扎（图 6-41）。

（1）包扎时嘱伤病员或助手协助直接压迫止血，用力应均匀。腕部以环形起始（图 6-42）。

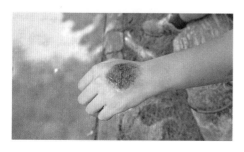

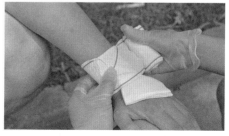

图 6-41　受伤部位（手背）　　　　图 6-42　以环形开始包扎

（2）用绷带斜向固定敷料，然后环形包扎手指近端一圈，围绕腕关节进行"8"字包扎（图6-43）。

（3）包扎方向从远心端向近心端，在腕部做环形收口（图6-44）。

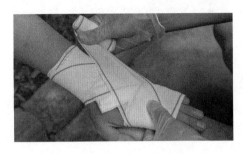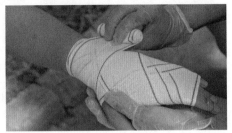

图6-43　"8"字包扎　　　　　　　　　图6-44　环形收口

 知识拓展

（1）肘关节"8"字包扎：首先在肘关节进行环形包扎，然后围绕肘关节进行"8"字包扎，最后做环形收口（图6-45）。

（2）膝关节"8"字包扎：首先在膝关节进行环形包扎，然后围绕膝关节进行"8"字包扎，最后在近心端做环形收口（图6-46）。

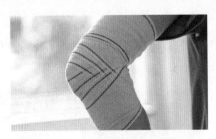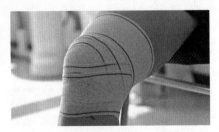

图6-45　肘关节"8"字包扎　　　　　图6-46　膝关节"8"字包扎

5.回返包扎

回返包扎适用于头部、肢体末端或断肢部位的包扎（图6-47）。

（1）肢体末端的包扎。具体方法如下。

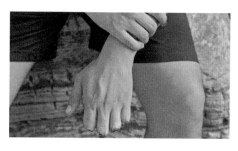
（1）

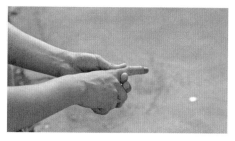
（2）

图 6-47 受伤部位

1）用较厚、较大的敷料覆盖伤口（图 6-48）。

2）先用绷带环形固定腕部两圈（图 6-49）。

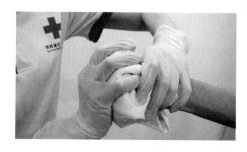

图 6-48 覆盖伤口

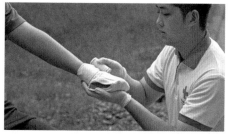

图 6-49 环形固定

3）将绷带以断肢中央为中心呈扇形向左、向右反复回返于断肢与肢体之间，直至将断端全部包裹（图 6-50）。

4）从末端环绕两圈，再螺旋向上环绕，将尾端在腕部固定（图 6-51）。

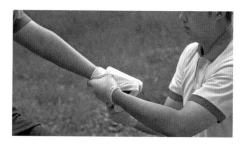

图 6-50 全部包裹

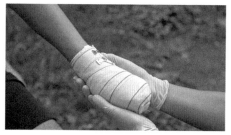

图 6-51 固定尾端

（2）手指末端的包扎：具体方法如下。

1）用敷料覆盖并固定伤口（图6-52）。

2）将绷带一端在伤指末端做回返包扎（图6-53）。

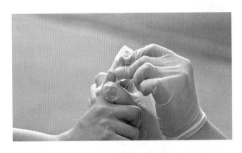 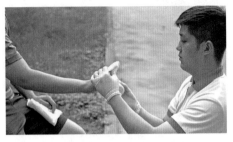

图6-52　覆盖并固定伤口　　　　　　　图6-53　回返包扎

3）由伤指末端螺旋包扎至指根（图6-54）。

4）将绷带在指根和腕部之间做"8"字包扎后至腕部环形收口（图6-55）。

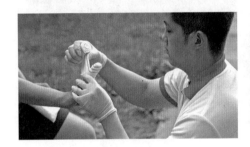 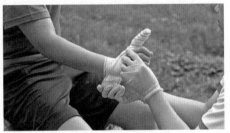

图6-54　螺旋包扎　　　　　　　　　图6-55　环形收口

（二）三角巾包扎

1. 大悬臂带

大悬臂带用于承托受伤肢体（如手腕、前臂、手肘、上臂受伤或前臂、上臂骨折）。

（1）展开三角巾，将一底角置于健侧肩部，将顶角对向伤肢肘关节，将下半幅折至伤侧肩部（图6-56~图6-58）。

（2）在健侧颈后方打平结（图6-59）。

（3）将三角巾拉直、顶角扭紧，然后放入肘内侧进行固定（图6-60）。

（4）大悬臂带完成（图6-61）。

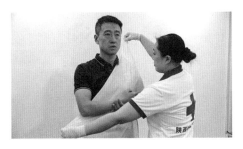

图6-56 展开三角巾

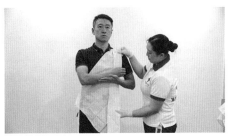

图6-57 放置三角巾

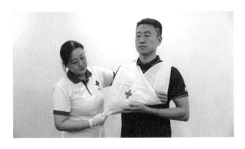

图6-58 上折

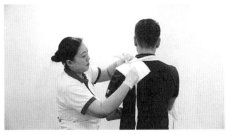

图6-59 打平结

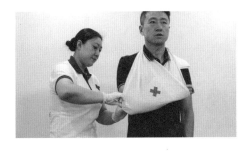

图6-60 在肘内侧进行固定

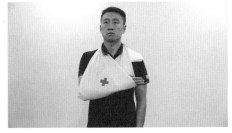

图6-61 完成大悬臂带

2.三角悬臂带

（1）将受伤一侧的胳膊斜放于胸前，使手指朝向另外一侧的肩部。

（2）用三角巾覆盖前臂和手，其顶角位于伤侧肘部，底角位于健侧肩部，将下方的底角自伤侧肩胛骨下方拉至健侧肩部，将两底角在锁骨凹处打结（图6-62~图6-65）。

（3）拉紧顶角，由前向后拧紧，掖入肘部。

（4）三角悬臂带完成（图6-66）。

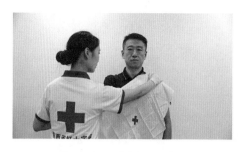

图 6-62　斜放三角巾

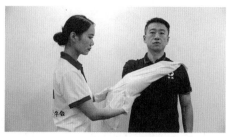

图 6-63　覆盖前臂和手

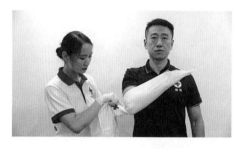

图 6-64　上拉底角

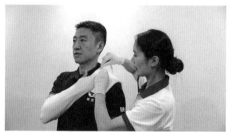

图 6-65　在锁骨凹处打结

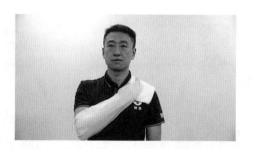

图 6-66　三角悬臂带完成

3. 头部出血三角巾包扎法

头部损伤很常见，并存在恶化的风险。救护员如发现伤病员头部出血，则应立即给予止血包扎（图 6-67）。

（1）包扎时嘱伤病员或助手协助直接压迫止血，压迫时用力应均匀（图 6-68）。

（2）将三角巾底边折叠成 1 或

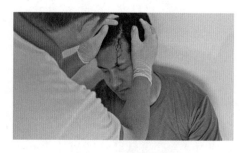

图 6-67　判断受伤部位

2 横指宽，将边缘中央置于伤病员前额齐眉处，顶角向后（图6-69）。

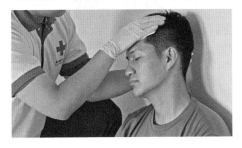

图 6-68 直接压迫止血

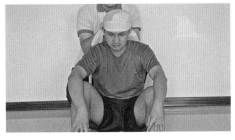

图 6-69 放置三角巾

（3）将两底角经两耳上方拉向头后部枕骨下方，交叉并压住顶角，再经耳上绕回前额，在齐眉健侧眉骨上方打结（图6-70）。

（4）拉紧顶角，折叠后掖入头后部交叉处（图6-71）。

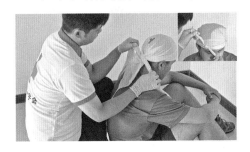

（1）

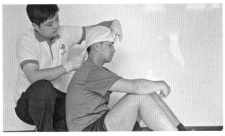

（2）

图 6-70 将两底角绕回前额并打结

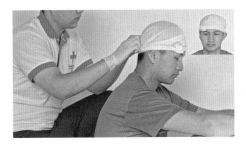

图 6-71 头部出血包扎完成

4. 双肩出血包扎法

（1）将三角巾折叠成燕尾式，两燕尾角相等，夹角约 100°（图6-72）。

（2）将三角巾披在双肩上，使燕尾角对准颈后正中部（图6-73）。

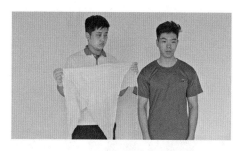

图6-72 折叠三角巾成燕尾式

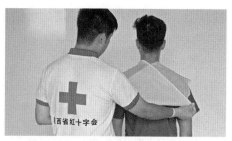

图6-73 放置三角巾于双肩上

（3）燕尾角过肩，由前向后包扎肩部，于腋后或腋前打结（图6-74）。

（4）双肩出血包扎完成（图6-75）。

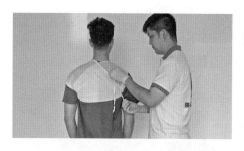

图6-74 打结（腋后）

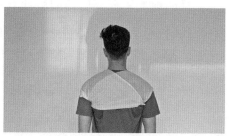

图6-75 双肩出血包扎完成

5.单侧胸部出血包扎

（1）用敷料覆盖并固定伤口，将三角巾展开，置顶角于伤侧肩上（图6-76）。

（2）将底边向上反折并置于胸部下方，然后绕胸至背部健侧打结（图6-77）。

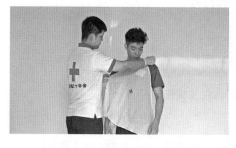

图6-76 展开并放置三角巾

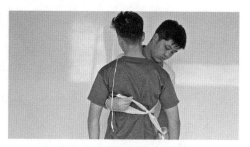

图6-77 在背部健侧打结

（3）将顶角拉紧，将顶角系带穿过打结处上提系紧（图6-78）。

（4）单侧胸部出血包扎完成（图6-79）。

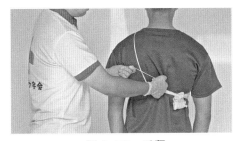

图 6-78　系紧

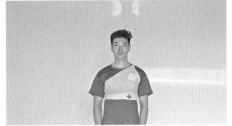

图 6-79　单侧胸部出血包扎完成

6. 腹部出血包扎

（1）协助伤病员取仰卧位，用敷料覆盖并固定伤口。将三角巾底边向上、顶角向下，横放在腹部，使其顶角对准两腿之间（图6-80）。

（2）将两底角围绕腹部至腰后侧方打结（图6-81）。

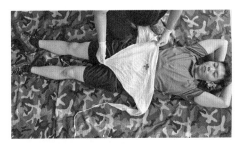

图 6-80　放置三角巾于腹部

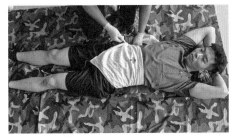

图 6-81　打结两底角

（3）在会阴部加盖衬垫，将顶角由两腿间拉向后面，与底边连接处打结（图6-82）。

（4）全腹部包扎完成（图6-83）。

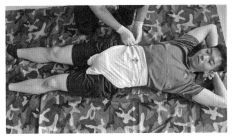

图 6-82　打结顶角

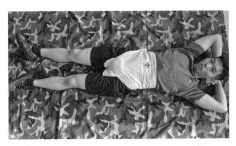

图 6-83　腹部出血包扎完成

7. 手、足包扎

（1）用敷料覆盖并固定伤口，必要时从指（趾）缝间插入敷料（图6-84）。

（2）将三角巾展开，使手指或足趾尖对向三角巾的顶角，将顶角反折到腕部（图6-85）。

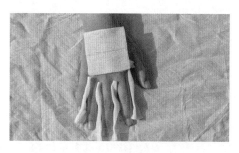

图6-84 固定伤口　　　　　图6-85 反折顶角

（3）两底角分别围绕到手臂或足背交叉，再在腕部或踝部围绕一圈后在腕部背侧或踝部前方打结（图6-86）。

（4）手、足包扎完成（图6-87）。

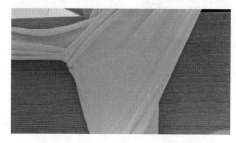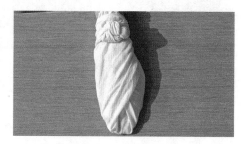

图6-86 打结（腕部背侧）　　　　图6-87 包扎完成（手部）

8. 膝部（肘部）带式包扎

（1）用敷料覆盖并固定伤口，将三角巾折叠成适当宽度（15~20厘米）的带状（图6-88）。

（2）将条带中央部分斜放于伤处，外高内低。将有延长线的底角置于两腿之间（图6-89）。

（3）将条带两端向后交叉缠绕，返回时分别压于中段上、下两边，包绕肢体一周，在肢体外侧打结（图6-90）。

（4）膝部（肘部）带式包扎完成（图6-91）。

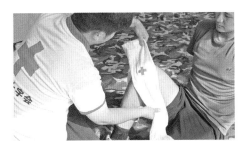

图 6-88　折叠三角巾成条带

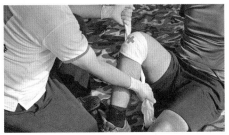

图 6-89　放置条带

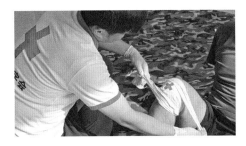

图 6-90　在肢体外侧打结

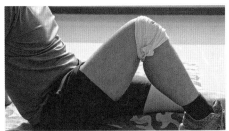

图 6-91　包扎完成（膝部）

① 注意事项

· 尽可能戴医用手套，做好自我防护。

· 脱去或剪开衣服，暴露伤口，检查伤情。

· 加盖敷料，封闭伤口，防止污染。

· 动作要轻巧而迅速，部位要准确，伤口包扎要牢固、松紧适宜。

· 对较大的伤口，不要用水冲洗（烧伤、烫伤、化学伤除外）。

· 不要直接对嵌有异物或骨折断端外露的伤口进行包扎，不要试图复位突出伤口的骨折端。

· 不要在伤口上用消毒剂或药物。

· 处理完伤口后，用肥皂清洗双手。

· 完成包扎后及在搬运伤病员途中要注意检查伤肢远端的血液循环情况，必要时解开绷带重新包扎（除非肢体末端已被包住，无法检查）。

五、骨折固定

现场骨折固定是应急创伤救护的一项基本任务。正确的固定能迅速减轻伤病员的伤痛，减少出血，防止损伤脊髓、神经、血管等重要组织或器官，也是搬运伤病员的基础，有利于转运后的进一步治疗。

（一）骨折的判断

1. 疼痛

突出表现是剧烈疼痛，受伤处有明显的压痛点，移动时有剧痛，安静时则疼痛减轻。根据疼痛的轻重和压痛点的位置，可以大体判断骨折的位置。无移位的骨折只有疼痛，没有畸形，但局部可有肿胀和血肿。

2. 肿胀或瘀斑

出血和骨折端错位、重叠都会使外表呈现出肿胀的状态，瘀斑严重。

3. 功能障碍

发生骨折后，原有的运动功能可能会受到影响或完全丧失。

4. 畸形

发生骨折后，肢体会出现畸形。

（二）常见部位骨折的固定方法

1. 前臂（尺、桡骨）骨折的固定

（1）协助伤病员取坐位，固定并扶住受伤前臂，将其横放在胸前，可以的话让伤病员自己托住。将伤口暴露出来并处理。

（2）将三角巾放置在胸部与伤肢之间，准备进行悬吊（图6-92）。用软垫（如小毛巾）包住前臂，将其底角向上翻折（图6-93、图6-94）。

（3）将两底角在健侧颈后侧方打结，在打结处加衬垫（图6-95）。

（4）将顶角拧紧后掖入肘部（图6-96）。

（5）在伤肢与躯干间加衬垫（图6-97），用宽条带将伤肢固定于躯干（图6-98）。露出指端，检查末梢血液循环情况（图6-99）。

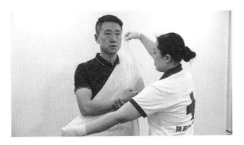

图 6-92　将三角巾放置在胸部与伤肢之间

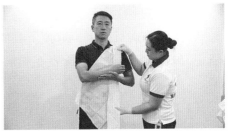

图 6-93　准备翻折底角

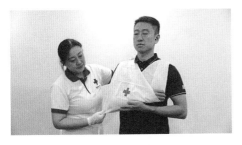

图 6-94　将底角向上翻折

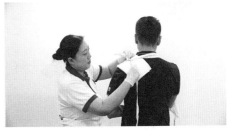

图 6-95　打结并加衬垫

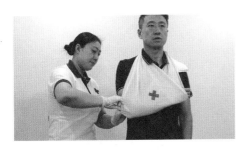

图 6-96　将顶角拧紧并掖入肘部

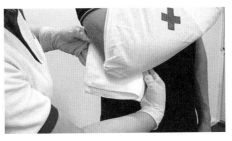

图 6-97　在伤肢与躯干间加衬垫

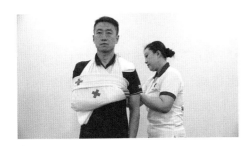

图 6-98　用宽条带固定伤肢

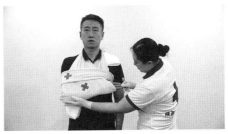

图 6-99　检查末梢血液循环情况

2.上臂骨折的固定

（1）让伤病员坐下，取掉所有的饰品（如手镯、戒指和手表等）并妥善保管，轻轻地将前臂水平放置在胸前最舒适的位置，可以让伤病员自己托住胳膊。

（2）将三角巾放置在胸部与伤肢之间，准备进行大悬臂带固定（图6-100、图6-101）。

（3）将两底角在健侧颈后侧方打结，在打结处加衬垫（图6-102、图6-103）。

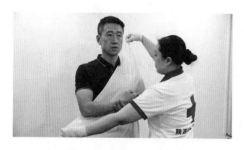

图6-100　展开并放置三角巾

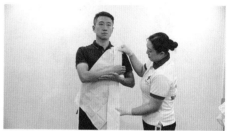

图6-101　准备固定

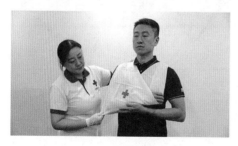

图6-102　包裹患肢

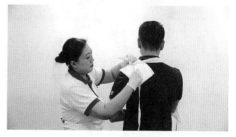

图6-103　打结，加衬垫

（4）将顶角拧紧后掖入肘部（图6-104）。

（5）在伤肢与躯干之间加衬垫，将三角巾折叠成适当宽度（上至肩、下至肘）的条带，将伤肢固定于躯干，露出指端，检查末梢血液循环情况（图6-105~图6-107）。

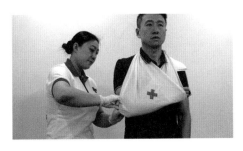

图 6-104　拧紧顶角并掖入肘部

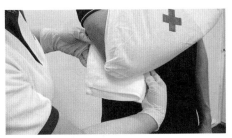

图 6-105　加衬垫

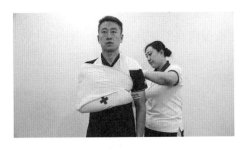

图 6-106　对伤肢进行固定

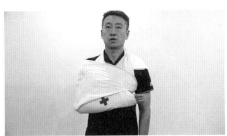

图 6-107　前臂骨折固定完成

3. 锁骨骨折的固定

（1）协助伤病员坐下，将头偏向伤侧，将受伤一侧的胳膊斜放于胸前，使手指朝向另外一侧的肩部。让伤病员用另一手托住受伤侧的肘部。

（2）用三角巾覆盖前臂和手（图 6-108），使顶角位于伤侧肘部，将底角放于健侧肩部，将下方的底角自伤侧肩胛骨下方拉至健侧肩部，将两底角在锁骨凹处打结（图 6-109~ 图 6-111）。

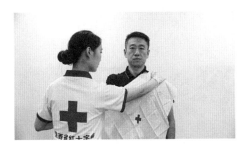

图 6-108　用三角巾覆盖前臂和手

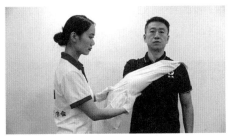

图 6-109　用三角巾包裹患肢

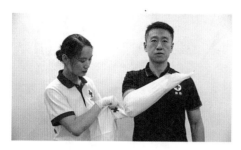

图 6-110　上拉顶角

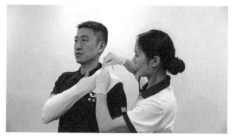

图 6-111　在锁骨凹处打结

（3）拉紧顶角，由前向后拧紧，掖入肘部（图 6-112）。

（4）在伤肢与躯干之间加衬垫，用宽条带将伤肢固定于躯干（图 6-113）。

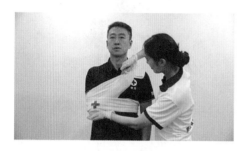

图 6-112　拉紧顶角

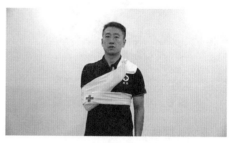

图 6-113　将伤肢固定于躯干

4. 大腿骨折健肢的固定

（1）脱去伤病员的鞋、袜，检查末梢血液循环情况，将三角巾折叠成 4 条适当宽度（约 10 厘米）的宽带。

（2）将 3 条宽带自伤病员健侧膝关节下方穿入，分别放于骨折近心端、远心端和小腿处。将第 4 条宽带自伤病员踝关节下方穿入，放于踝关节（图 6-114）。在两腿之间加衬垫（图 6-115）。

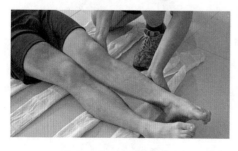

图 6-114　放入宽带

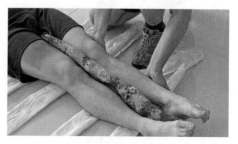

图 6-115　在两腿之间加衬垫

（3）依次固定骨折上、下两端，小腿，踝部，将固定带的结打在健侧肢体外侧，在打结处与皮肤之间加衬垫。露出趾端，检查末梢血液循环情况（图6-116）。

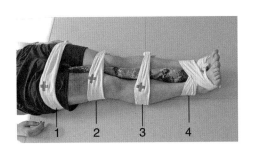

图 6-116 大腿骨折健肢固定完成

5.小腿骨折健肢的固定

（1）脱去伤病员的鞋、袜，检查末梢血液循环情况，将三角巾折叠成4条适当宽度（约10厘米）的宽带。

（2）将2条宽带自伤病员健侧膝关节下方穿入，分别放于大腿和骨折近心端；将另2条宽带自伤病员健侧踝关节下方穿入，分别放于骨折远心端和踝关节（图6-117）。在两腿间加衬垫（图6-118）。

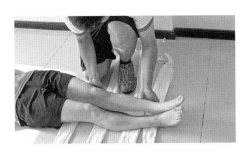

图 6-117 放置宽带

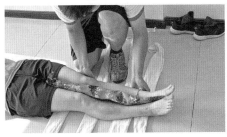

图 6-118 加合适的衬垫

（3）依次固定骨折上、下两端，大腿，踝部，将固定带的结打在健侧肢体外侧，在打结处与皮肤之间加衬垫（图6-119）。露出趾端，检查末梢血液循环情况。

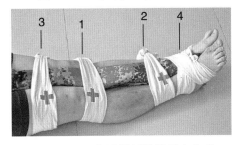

图 6-119 小腿骨折健肢固定完成

（三）拉伤和扭伤的处理

骨和周围的软组织——韧带、肌肉和肌腱突然过度用力活动，导致组织过度伸展，部分或完全撕裂，会造成拉伤和扭伤。因此，拉伤和扭伤经常与运动锻炼联系在一起。

1. 症状

（1）关节周围软组织突感疼痛，行动时加剧。

（2）局部迅速出现红肿。

2. 现场处理方法

对拉伤和扭伤可按照"R、I、C、E"的步骤进行最初的处理（图6-120）。

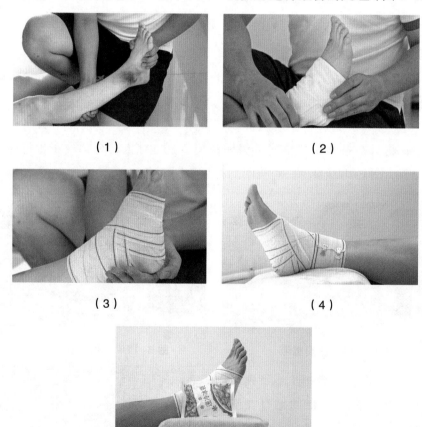

（1）　　　　　　　　　　（2）

（3）　　　　　　　　　　（4）

（5）

图6-120　拉伤和扭伤的处理

R（Rest）：将伤病员置于舒适体位，使受伤部位处于放松状态。48 小时之内停止或减少活动。

I（Ice）：用冰袋冷敷受伤部位。每次冷敷 20 分钟左右，注意不能将冰袋直接敷在受伤部位。如果冷敷部位的皮肤发白或者出现麻木感，则应停止冷敷至皮温恢复。

C（Compression）：用绷带固定受伤部位并加压包扎。

E（Elevation）：将受伤部位抬高，以减轻肿胀。

（四）肌肉抽筋的处理

肌肉抽筋是肌肉突然不自主地发生疼痛性痉挛的收缩和疼痛的症状，其原因有很多，如剧烈运动前热身不足、受寒、脱水及电解质平衡紊乱等。

1.症状

（1）肌肉疼痛，有较硬和痉挛的感觉。

（2）伤病员无法松弛已收缩的肌肉。

（3）肌肉牵动的关节不能自如活动。

2.现场处理方法

使伤病员保持镇静，按摩抽筋部位或用伸展的方法使肌肉松弛。

（1）脚趾抽筋：可协助伤病员用脚尖站立（图 6-121），或将脚趾向上推（图 6-122），在抽筋的肌肉放松后，按摩脚掌。

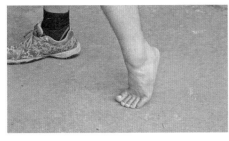 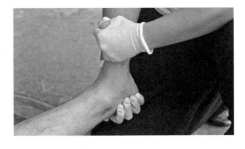

图 6-121　用脚尖站立　　　　　图 6-122　向上推脚趾

（2）小腿抽筋：可协助伤病员伸直膝部，救护员用手抓住脚尖，慢慢朝膝盖方向往上推，同时轻柔按摩抽筋的小腿肌肉（图 6-123）。

（3）大腿抽筋：处理方法如下。

1）大腿后面的肌肉抽筋：抬高伤病员的脚，使膝部伸直（图 6-124）。

2）大腿前面的肌肉抽筋：伤病员可扶稳站立，向后提脚，屈曲膝部，同时用轻力按摩抽筋的大腿肌肉。

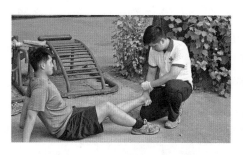

图 6-123　小腿抽筋的处理

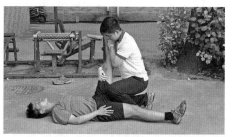

图 6-124　大腿后面肌肉扭筋的处理

六、伤病员的搬运、护送

如果现场环境安全，则在救护车到来之前，为挽救生命、防止伤病恶化，救护伤病员应尽量在现场进行。只有因现场环境不安全或者是受局部环境条件限制而无法实施救护时，才可搬运伤病员。

（一）搬运、护送的目的

（1）使伤病员尽快脱离危险区。

（2）改变伤病员所处的环境，以利于抢救。

（3）将伤病员安全转送到医院进一步治疗。

（二）搬运、护送的原则

（1）搬运应有利于伤病员的安全和进一步救治。

（2）搬运前应做必要的伤病处理（如止血、包扎、固定）。

（3）根据伤病员的情况和现场条件选择适当的搬运方法。

（4）搬运护送过程中应保证伤病员的安全，防止发生二次损伤。

（5）注意伤病员的病情变化，以及时采取救护措施。

（三）搬运、护送的方法

1. 单人徒手搬运

（1）扶行法：适用于搬运单侧下肢有轻伤，但没有骨折，双侧或单侧上肢没有受伤，在救护员帮助下能行走的伤病员（图 6-125）。

（2）背负法：适用于搬运意识清醒、老弱或年幼、体型较小、体重较轻、两侧上肢没有受伤或仅有轻伤、无骨折的伤病员（图6-126）。

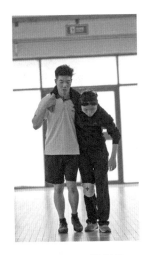
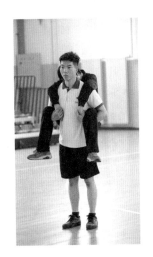

图 6-125　扶行法　　　　　　　图 6-126　背负法

（3）拖行法：适用于在现场环境危险的情况下，搬运不能行走或身体较重的伤病员。其包括腋下拖行法（图6-127）和衣服拖行法（图6-128）。

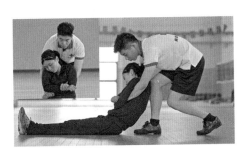
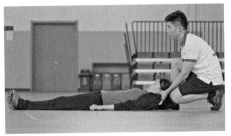

图 6-127　腋下拖行法　　　　　　图 6-128　衣服拖行法

（4）爬行法：适用于空间狭小或有浓烟的环境，搬运两侧上肢没有受伤或仅有轻伤的伤病员，以较低的姿势安全脱离现场（图6-129）。

（5）抱持法：适用于搬运年幼体轻、伤病较轻的伤病员（图6-130）。

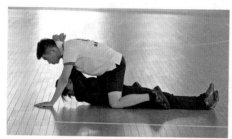

图 6-129　爬行法

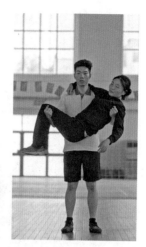

图 6-130　抱持法

2．双人徒手搬运法

（1）轿杠式：适用于搬运无脊柱、骨盆及大腿骨折，能用双手或单手抓住救护员的伤病员（图 6-131）。

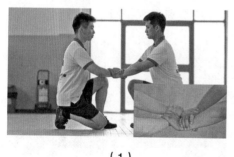

（1）

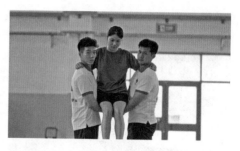

（2）

图 6-131　轿杠式

（2）拉车式（前后扶持法）：适用于在狭窄空间搬运无脊柱、四肢、骨盆骨折，意识不清的伤病员，或用于将伤病员移上椅子、担架等（图 6-132）。

（3）椅托式：适用于搬运无脊柱、骨盆及大腿骨折，能用双手或单手抓住救护员的伤病员（图 6-133）。

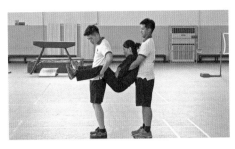

（1）

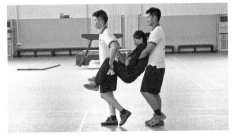

（2）

图 6-132 拉车式

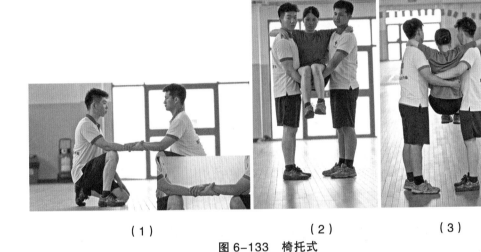

（1）   （2）   （3）

图 6-133 椅托式

七、特殊伤的处理

创伤一般是在各种不确定情况下发生的，发生创伤后，伤病员的受伤程度和表现各种各样，有些创伤比较特殊，如颅底骨折、开放性气胸、腹部开放性损伤、肠管外溢、肢体离断伤、异物扎入等。

（一）颅底骨折的处理

颅底骨折通常由强烈间接暴力引起，如高空坠落伤、车祸伤等。

1. 症状

伤病员可有皮下出血，鼻腔、口腔、外耳道流出血性脑脊液（耳、鼻漏），严重者可有脑神经损伤的相应表现。

2.现场处理方法

（1）确定环境安全，救护员做好自我防护。

（2）协助伤病员平卧，略抬高头部，立即启动急救系统。

（3）严禁摸鼻涕，切勿冲洗和填塞耳道、鼻孔。

（4）检查意识、气道、呼吸、脉搏，保持呼吸道通畅。

（二）开放性气胸的处理

1.症状

胸壁有伤口，腹膜腔与外界相通，空气可自由进出，胸膜腔负压消失，伤侧肺压缩。伤病员表现出气促、呼吸困难，严重者可发生休克。

2.现场处理方法

（1）确定环境安全，救护员做好自我防护。

（2）伤病员无昏迷、休克，取半卧位，立即启动急救系统。

（3）立即用纱布或清洁的大块敷料（非密闭性敷料）压在伤口上。

（4）用宽带固定敷料，将宽带两端在健侧背部侧方打结（图6-134）。

（5）用三角巾在侧胸部包扎（图6-135）。

（6）观察伤病员的意识、呼吸、脉搏，保持呼吸通通畅。

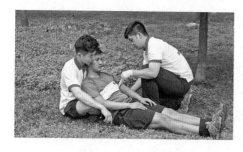
图6-134 打结宽带

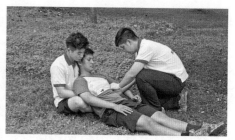
图6-135 用三角巾包扎

（三）腹部开放性损伤、肠管溢出的处理

（1）确定环境安全，救护员做好自我防护，协助伤病员取仰卧屈膝位，立即启动急救系统。

（2）用干净的湿敷料覆盖外溢的肠管，若条件允许可，则可用保鲜膜覆盖湿敷料（图6-136）。

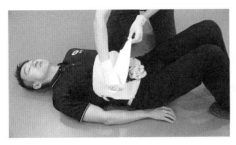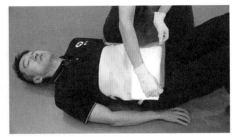

（1）   （2）

图6-136　覆盖肠管

（3）用三角巾或替代品做环形圈环绕肠管，以保护肠管，选大小适合的碗扣在环形圈上方（图6-137、图6-138）。保护肠管，使其既不返回体内，也不向外滑脱。

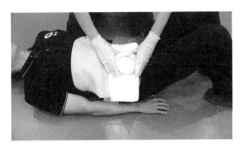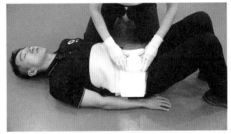

图6-137　环形保护肠管　　　　　　图6-138　扣碗

（4）将三角巾折叠成宽带从腰下穿过，绕腹将碗固定，在健侧腹侧方打结（图6-139）。

（5）用三角巾包扎全腹部，在会阴部加衬垫（图6-140）。

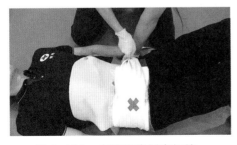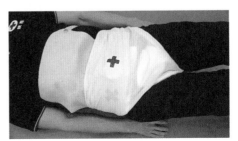

图6-139　在健侧腹侧方打结　　　　图6-140　在会阴部加衬垫

（6）在两膝间加衬垫，固定膝关节，在膝下垫软垫承托（图6-141）。

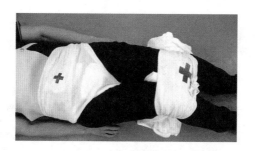

图6-141　在膝下垫软垫

（7）随时观察伤病员的意识、呼吸、脉搏，保持呼吸道通畅。

（四）肢体离断伤的处理

1. 症状

严重创伤，如车祸伤，机器碾轧伤、绞伤等可造成肢体离断，伤病员伤势较重。多数肢体离断伤发生后，血管会很快回缩，并形成血栓，出血并非喷射性。

2. 现场处理方法

（1）确定环境安全，救护员做好自我防护，协助伤病员取坐位或平卧位，立即启动急救系统。

（2）迅速用大块敷料或干净的毛巾、手帕覆盖伤口（图6-142），并用绷带回返包扎（详见本书86页"肢体末端的包扎"）。

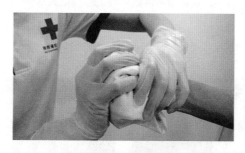

图6-142　覆盖伤口

（3）如出血较多，加压包扎达不到止血目的，则可用止血带止血。

（4）临时固定伤肢，如伤肢离断，则采用大悬臂带悬吊伤肢，随时观察伤病员的生命体征。

知识拓展

离断肢体的处理

将离断肢体用干净的敷料或布包裹，将包裹好的断肢放入塑料袋中密封，再放入装有冰块的塑料袋中，交给医务人员（图6-143）。

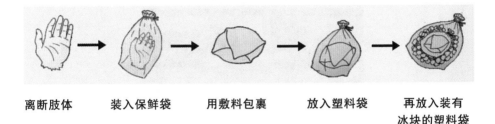

离断肢体　　　装入保鲜袋　　　用敷料包裹　　　放入塑料袋　　　再放入装有
　　　　　　　　　　　　　　　　　　　　　　　　　　　　　　　　冰块的塑料袋

图6-143　离断肢体的处理

注意事项：不能直接将断肢放入水或冰中，也不能用酒精浸泡，应将断肢放入2~3 ℃的环境中。

（五）伤口异物的处理

1. 症状

当较大的异物（如尖刀、钢筋、竹棍、木棍、玻璃等）扎入机体深部时，不要拔除，因为可能会引起血管、神经或内脏的再次损伤和大出血。

2. 现场处理方法

（1）确定环境安全，救护员做好自我防护，立即启动急救系统并拨打"120"。

（2）用两个绷带卷（可用毛巾、手帕、布料等做成布卷代替）沿肢体或躯干纵轴自左至右夹住异物（图6-144）。

（3）用两条宽带围绕肢体或躯干固定布卷及匕首，先固定匕首下方，再固定匕首上方（图6-145、图6-146）。

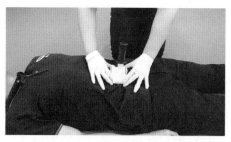

图 6-144　用绷带卷夹住用物

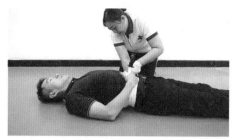

图 6-145　固定匕首

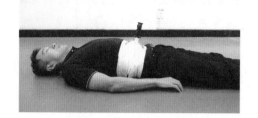

图 6-146　匕首固定完成

（4）双膝屈曲，在三角巾的适当部位穿孔，套过匕首做全腹包扎，在会阴部加衬垫，将顶角及延长线经大腿内侧至腹侧方系紧（图 6-147）。

（5）在两膝之间加衬垫，固定膝关节，在膝下用软垫承托，随时观察伤病员的生命体征（图 6-148）。

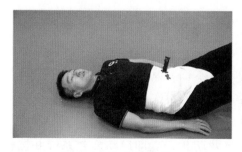

图 6-147　全腹包扎

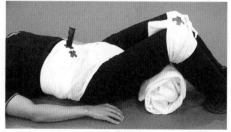

图 6-148　固定膝关节

（六）脊柱损伤的处理

脊柱常因直接暴力或间接暴力引起损伤，造成骨折或脱位，若损伤脊髓及马尾神经，则常可导致截瘫和大、小便失禁。因此，对于疑似脊柱骨折的伤病员，现场应慎重处理。脊柱损伤以颈椎，第11、12胸椎及第1、2腰椎最多见，非专业人员没有经过严格的培训，不主张移动伤病员，应该等待专业医护人员进行处理；必须移动时，应参照以下方法处理。

1.颈椎损伤的处理

（1）固定：救护员处理疑似颈椎损伤的伤病员时，常用的几种固定头颈部的方法如下。

1）头锁：救护员跪于伤病员头侧，双肘着地，双手十指分开放于伤病员头部两侧，拇指横放于额头，牢牢固定伤病员头部，便于为伤病员上颈托。

2）头肩锁（改良肩锁）：救护员跪于伤病员头侧，一手固定其头部，另一手固定其肩部，用自己的手及前臂固定伤病员的头部和肩部。此法适用于侧翻的伤病员。注意：救护员要将肘关节放于自己的膝盖上，以防止翻转伤病员时使其头部下垂。

3）双肩锁：救护员跪于伤病员头侧，用前臂固定其头肩部。此法适用于将伤病员整体平移至脊柱板中央。

4）头胸锁：救护员跪于伤病员一侧，一手固定其额头，另一手固定其上颌部，固定上颌部的手臂与伤病员的胸骨重合。此法在倒锁时应用，如将头锁改为头肩锁或将头肩锁改为双肩锁等。

5）胸背锁：救护员位于伤病员一侧，一手固定其上颌部，前臂与其胸骨重合，另一手固定其头颈部，前臂与其胸椎重合，用自己的双手及前臂固定伤病员的头部及胸背部。在驾驶室内为疑似颈椎损伤的伤病员上颈托时，适用此方法。

（2）现场处理方法：具体如下。

1）确定环境安全，救护员做好自我防护，先嘱伤病员不能活动头颈部，听从指挥。

2）协助伤病员取仰卧位，迅速启动急救系统。

3）救护员甲检查伤病员的颈椎，将一手掌心向上插入伤病员颈下，自上而下压迫颈椎棘突，检查是否有颈椎损伤，如原本悬空的颈部是否塌在地面上、颈部皮下有无淤血等。

4）嘱伤病员活动手指、脚趾，确定有无脊髓损伤。

5）救护员乙用头锁固定伤病员的头部（图6-149）。

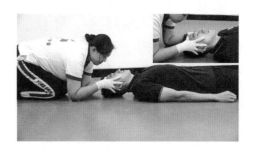

图 6-149　头锁

6）救护员甲测量伤病员颈部的高度，调节颈托至适当高度并上颈托，之后立即用头胸锁固定伤病员（图 6-150~ 图 6-152）。

7）救护员乙换用改良肩锁（头肩锁）固定伤病员的头部、肩部，与救护员甲共同将伤病员翻转为侧卧位，同时检查胸椎、腰椎有无损伤（图 6-153、图 6-154）。

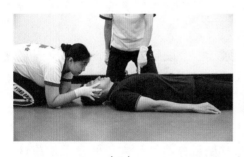
（1）

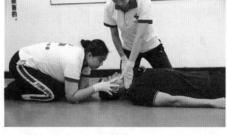
（2）

图 6-150　测量

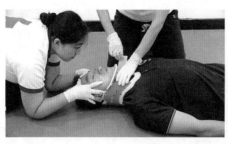
（1）

（2）

图 6-151　上颈托

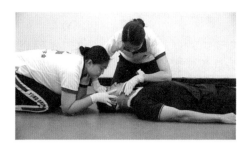
（1）

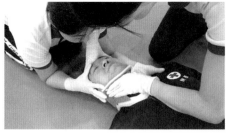
（2）

图 6-152 头胸锁

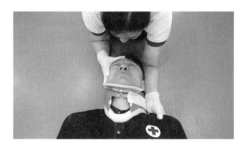

图 6-153 头肩锁

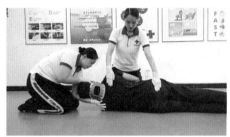

图 6-154 翻转

8）救护员丙将脊柱板放于伤病员身体侧方（如没有脊柱板，则可用木板代替）。

9）救护员甲、乙、丙共同将伤病员放于脊柱板上，保持其脊柱轴向旋转，不得弯曲（图 6-155）。

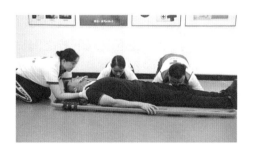

图 6-155 将伤病员放于脊柱板上

10）救护员甲用头胸锁固定伤病员。

11）救护员乙换双肩锁固定伤病员头、颈、肩部（图 6-156），与救护员甲共同将伤病员移至脊柱板中央。

12）救护员甲用头胸锁固定伤病员，救护员乙用头部固定器固定伤病员的头部，与救护员甲分别用制动带固定头部固定器。

13）在伤病员腋下、腰部、膝下及双下肢之间加衬垫。

14）用固定带将伤病员固定于脊柱板上（图6-157）。

15）随时观察伤病员的生命体征。

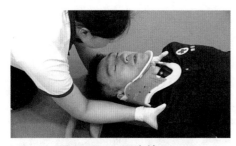

图6-156　双肩锁

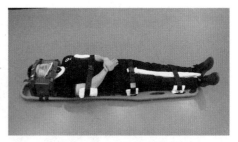

图6-157　固定伤病员

2．胸、腰椎损伤的处理

（1）确定环境安全，救护员做好自我防护，先嘱伤病员不能转动或扭动身体，听从指挥。

（2）协助伤病员取仰卧位，迅速启动急救系统。

（3）一位救护员用双手分别扶住伤病员的肩部和髋部，将其置于侧卧位。

（4）检查伤病员胸、腰椎，初步确定骨折部位。

（5）另一位救护员将脊柱板或木板放于伤病员身体侧方。

（6）将伤病员放于脊柱板上并平移至脊柱板中央。

（7）在伤病员肩胛下、腰部、膝下及双下肢之间加衬垫。

（8）用固定带将伤病员固定于脊柱板上。

（9）随时观察伤病员的生命体征。

● 特别提醒 ●

在现场环境安全、伤病员生命体征平稳的情况下，迅速启动急救系统，尽量不要搬、拖、拉、抬伤病员，同时嘱伤病员尽量不要挪动身体，耐心等待医务人员到现场救治。

第七章

意外伤害的应急救护

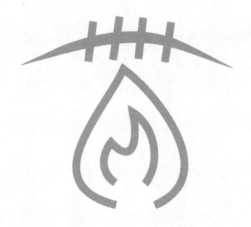

一、中毒

几乎每个家庭中都有潜在的中毒物质，如洗衣粉、洁厕剂、处方药或者过期的药物等，最常见的形式是食用被细菌污染或者发生霉变的食物。在野外活动中，也不时有中毒事件发生，如植物的毒素刺激皮肤，昆虫、毒蛇叮咬释放毒液等。

急性中毒是日常生活、工作中常发生的意外，病情急骤，变化迅速，必须尽快做出诊断与处理。

（一）概述

1. 毒物的吸收途径

（1）经呼吸道吸收：在生产或生活条件下，有毒的化学物质主要通过呼吸道侵入人体。在全部职业中毒病例中，大部分是由于工矿企业生产环境中的蒸气、烟雾、粉尘等各种有毒物质，经呼吸道侵入引起的（家庭日常生活中的一氧化碳中毒也属于此类中毒）。

（2）经皮肤、黏膜吸收：有些脂溶性毒物（如有机磷农药）可穿透表皮达到真皮层，经血管和淋巴管吸收。若表皮屏障的完整性被破坏，如受到外伤、灼伤等，则可促进毒物的吸收。黏膜吸收毒物的能力较皮肤强，部分粉尘可以通过黏膜吸收。

（3）经消化道吸收：许多毒物可通过口腔进入消化道被吸收。如服用有毒物质、过量服用药物、食用被细菌污染的或者发生霉变的食物等。

2. 现场救护

对中毒者实施急救时，首先要保证救护员的安全，尤其是在有气体类毒物的环境中。救护员应避免接触毒物，并做好自身防护。

（1）立即终止毒物接触。

1）转移：立即将伤病员撤离中毒现场，转移到空气新鲜的地方；当发生气体中毒时，应协助中毒伤病员向上风方向移动。

2）清除残留毒素：如立即脱去污染的衣服，用大量流动清水冲洗皮肤、头发和眼睛等。

（2）保持呼吸道通畅：注意清除口腔内的异物。

（3）清除体内尚未被吸收的毒物。

1）催吐：服用安眠药、酒精或其他非腐蚀性的药品，若伤病员意识清楚，愿意配合，则可及时催吐。

2）用两根手指或压舌板刺激咽后壁或舌根部位，直至胃内容物完全吐出。未见

① 注意事项

若伤病员意识不清、惊厥或者服用腐蚀性物品（如强酸、强碱），则不能催吐。

效时，可以饮用温水 200~300 毫升，然后再用上述方法刺激呕吐，反复进行，直至呕出清亮胃内容物为止。

3）拨打急救电话。保留相关物品，以便检测分析。

（4）监测伤病员的生命体征：包括神志、体温、呼吸和循环情况。如有必要，立即进行 CPR(对口服毒物中毒的伤病员，不可进行人工呼吸)。

（二）细菌性食物中毒的处理

细菌性食物中毒多由进食被细菌污染过的食物而发病，致病菌种类较多，最常见的是沙门菌属引起的中毒，以炎热的夏季最常见，常在短时间内出现大批中毒伤病员。

1. 症状

中毒伤病员常在进食后半小时、数小时（大多不超过 24 小时）出现以恶心、呕吐、腹痛、腹泻等为主的急性胃肠炎症状。呕吐物为食物残渣，伤病员会有脐周痛、腹泻（大便一日数次至数十次不等）。中毒严重的伤病员可因剧烈呕吐、腹泻造成脱水、酸中毒、休克、呼吸衰竭而危及生命。

2. 应急救护原则

（1）尽可能明确摄入中毒食物的种类、时间及摄入量。

（2）保护现场，边救护、边收集中毒伤病员的呕吐物、剩余毒物、排泄物标本。

（3）警惕迟发毒理效应，并做早期防治处理。因为毒理效应可能尚未达到高峰，所以即使病情较轻，也应认真对待。

（4）及时将伤病员送往医院诊疗。

（三）酒精中毒的处理

酒精经胃和小肠在 0.5~3 小时内被完全吸收。酒精进入人体后，由肾和肺排出的量至多占排出量的 10%。酒精进入人体后，90% 在肝内代谢分解。不同个体对酒精的耐受程度有很大差异，致死量一般人并无明显差别，大多数人一次饮入酒精 250~500 毫升可致命。

酒精中毒死亡的首要原因并非摄入过多，而是气道梗阻。由于醉酒者意识不清、声门功能和咳嗽反射作用减弱，呕吐物容易阻塞气道、引起窒息而导致死亡。另外，酒精可以扩张血管，使身体热量散失，进而可能会发展成体温过低；酒精还可以使血糖浓度降低。

1. 症状

急性酒精中毒可引起中枢神经系统抑制。酒精中毒大致可分为三期（表7-1）。

表 7-1　酒精中毒分期

分期	症状
兴奋期	当血液酒精浓度达到 50 毫克 / 毫升时，伤病员会出现眼部充血、面色潮红或苍白、眩晕；当血液酒精浓度超过 75 毫克 / 毫升时，伤病员会出现言语增多、兴奋、情绪无常；当血液酒精浓度达到 100 毫克 / 毫升时，伤病员易发生交通事故
共济失调期	当血液酒精浓度达到 150~200 毫克 / 毫升时，伤病员会出现动作笨拙、步态蹒跚、语无伦次、言语含糊不清
昏睡期	当血液酒精浓度达到 300 毫克 / 毫升时，伤病员会出现面色苍白、皮肤湿冷、口唇微紫、心跳加快、瞳孔散大；当血液酒精浓度超过 400 毫克 / 毫升时，伤病员会出现昏迷、抽搐、大便失禁、小便失禁、血压下降，可因循环、呼吸衰竭而死亡

2. 现场救护

（1）保暖，为伤病员加盖衣物或毛毯，防止受凉。但不要用加热毯、电暖气等直接加热的热源。

（2）若伤病员昏睡或昏迷，则可取侧卧位，保持呼吸道通畅，以便于呕吐物排出，防止窒息。

（3）观察并记录生命体征，必要时拨打急救电话。

3.注意事项

（1）不建议催吐，以免引发气道梗阻。不要让醉酒伤病员自己单独睡觉，以免发生窒息时无人呼救和急救。

（2）即使酒精停止摄入，但是吸收仍在进行，尤其在饱腹情况下，更不应麻痹大意。

（3）当醉酒伤病员出现恶心、呕吐时，说明中毒程度已经到了共济失调期，此时应停止饮酒，以免引发严重后果。

（4）对醉酒伤病员，应注意检查有无因动作失控引发的外伤。

（5）注意醉酒伤病员同时发生脑卒中的可能。因为脑卒中伤病员也可能出现步履蹒跚、恶心、呕吐等症状，若脑卒中与醉酒同时发生，则容易被忽视。此时，应及时检查伤病员的言语、面部运动及肢体感觉、运动功能，以免贻误治疗时机。

（6）因为酒精会引起血糖浓度降低，所以饮酒时应同时食用主食，以避免低血糖的发生。糖尿病伤病员应避免饮酒，这是因为饮酒会加重血糖浓度的波动。

（四）一氧化碳中毒的处理

一氧化碳是一种无色、无臭、无味、无刺激性、可燃的气体，难以察觉，与其他物质和能源相遇后可发生强烈的化学反应，甚至可能发生爆炸。一氧化碳常常产生于燃气内燃机、火炉和小型供暖器，尤其是在通风不良的地方。一氧化碳与红细胞的结合比氧气与红细胞的结合更紧密，从而可减少血液抵达心脏和脑等重要器官所携带的氧气量。

1.症状

一氧化碳中毒可分为轻、中、重三度（表7-2）。

表7-2　一氧化碳中毒程度及症状

程度	症状
轻度中毒	头痛、头晕、耳鸣、全身无力、恶心、呕吐、心悸
中度中毒	除以上症状，还有面色潮红、口唇呈樱桃红色、躁动不安、呼吸和脉搏加快
重度中毒	除以上症状，还有面色呈樱桃红色、昏迷、各种反射消失、大便失禁、小便失禁、肺水肿、呼吸衰竭

你知道么？

· 家用煤气罐中盛装的是液化石油气。其主要成分是丙烷 (C_3H_8)。

· 天然气的主要成分是甲烷 (CH_4)。

· 不论是丙烷、甲烷，还是煤炭、树枝等含碳物资，在不完全燃烧时，均可产生一氧化碳。

2. 现场救护

（1）在评估现场安全、做好防护后方可进入。当发现室内有大量煤气泄漏时，救护员应用湿毛巾捂住口、鼻，迅速关闭煤气阀或熄灭煤炭余火。注意：严禁在煤气泄漏现场拨打电话、点火或开启照明设备，因为这样有引发爆炸的危险。

（2）打开门窗，通风换气，也可把中毒伤病员转移到户外或其他空气新鲜的房间，松解衣服。

 知识拓展

亚硝酸盐中毒

亚硝酸盐在腌制的咸菜（尤其是刚腌制的咸菜中含量高）、肉类和变质腐败的蔬菜中含量较高。其外观及味道与食盐相似，在工业、建筑业中广为使用，在肉类制品中也允许作为发色剂限量使用。亚硝酸盐中毒起病急，多发生于群体聚餐时，容易被误认为是急性细菌性食物中毒。

亚硝酸盐能使血液中正常携氧的低铁血红蛋白氧化成高铁血红蛋白，因而失去携氧能力而引起组织缺氧。亚硝酸盐是剧毒物质，成人摄入 0.2~0.5 克即可引起中毒，摄入 3 克即可致死。亚硝酸盐同时还是一种致癌物质。

亚硝酸盐中毒后会出现胸闷、呼吸困难，可伴发恶心、呕吐等，其特征性的表现为口唇、指甲、皮肤呈现蓝灰色或青紫色。如果有上述症状，则应警惕亚硝酸盐中毒的可能，应及时送医治疗。

（3）对较轻的中毒伤病员应注意保暖，可给予含糖盐水的热饮料，有条件的可以给予吸氧。如果中毒伤病员神志不清，则要注意保持气道开放。

（4）立即拨打急救电话。对呼吸停止的伤病员，立即进行 CPR。

二、动物咬伤的处理

（一）犬咬伤的处理

被锋利、尖锐的动物牙齿咬伤后会引起组织损伤和细菌侵入。因为可能会造成伤口感染，所以对任何咬破皮肤的伤口都需要进行及时处理。这类伤口常由犬等咬伤、抓伤、舔舐伤口或黏膜所致（图 7-1）。

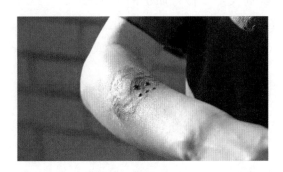

图 7-1 犬咬伤

1. 症状

犬咬伤后严重的感染危险为狂犬病，这是一种潜在致命的中枢神经系统感染。狂犬病病毒可存在于感染动物的唾液里。狂犬病的表现为特有的恐水怕风、咽肌痉挛、进行性瘫痪（麻痹）等。狂犬病伤病员的病死率极高。此外，破伤风也是被任何一种动物咬伤后都会潜在的危险。

2. 现场救护

（1）局部处理伤口越早越好。立即用肥皂水或清水彻底冲洗伤口至少15 分钟，以减少感染的危险。

（2）不包扎伤口，应暴露伤口。

（3）立即前往就近的狂犬病预防接种门诊接种狂犬疫苗。应按照规定的接种程序，及时、全程、足量接种狂犬病疫苗。接种时间越早越好。

3.注意事项

（1）对严重的犬咬伤伤病员应注射抗狂犬病血清或使用狂犬病免疫球蛋白。如果伤口比较深或污染严重，则还需要酌情使用抗生素或精制破伤风抗毒素，以防止发生其他感染。

（2）犬咬伤伤病员从被咬伤到伤口完全愈合期间，如果伤口区域发肿、发红或疼痛，则应立即寻求医疗评估。

（二）蛇咬伤的处理

中国现有蛇类近200种，其中毒蛇有50多种，剧毒蛇约有10种。我国两广地区蛇害严重，多发于夏秋森林、山野、草地中。陕西秦岭地带也有不少毒蛇。常见的毒蛇有蝮蛇、眼镜蛇、五步蛇、竹叶青蛇、烙铁头蛇等。

蛇咬伤后要鉴别是否是毒蛇咬伤。如果不能鉴别，则首先要怀疑蛇是有毒的并及时处理。

毒蛇咬伤后毒液扩散，可阻碍神经冲动，导致呼吸、心跳停止或启动机体凝血机制，随后引发内出血。要记录蛇咬伤的时间和蛇的样子，以帮助医生确定合适的抗蛇毒血清。

1.症状

（1）毒蛇咬伤后在伤处可留有2~4个较大而深的毒牙牙痕（图7-2）。

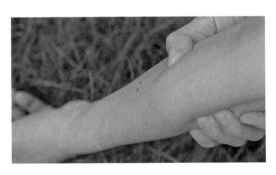

图7-2　蛇咬伤

（2）毒蛇咬伤局部有出血、瘀斑、水疱、血疱甚至坏死，伤口周围有明显肿胀、疼痛或者麻木感，全身症状也较明显。

（3）普通的蛇咬伤后，只在人体伤处皮肤留有细小的齿痕，轻度刺痛，可有小水疱，无全身性反应。

2.现场救护

（1）帮助伤病员坐下，并保持舒适的姿势，安抚伤病员，并建议不要动自己的四肢，以防止毒液扩散。拨打"120"请求紧急救助。

（2）放低伤口，在伤口处放一块敷料，并用弹力绷带包扎（从咬伤处到肢体远心端），包扎后检查血液循环情况。整个过程中不要移动伤病员。

（3）在等待救援的过程中，监测和记录伤病员的生命体征。

3.注意事项

（1）不要吮吸伤口以试图吸出毒液，因为这样做无效，反而可能有害。

（2）不应使用止血带以应对毒蛇咬伤，因为这样做无效，反而可能造成二次损伤。

（3）被毒蛇咬伤后，不能饮酒。

（4）被毒蛇咬伤后，伤病员应减少身体活动。

（三）昆虫蜇伤的处理

被蜜蜂、胡蜂或大黄蜂等蜇伤后很痛，最初是尖锐的疼痛，随后有轻微的肿胀、发红和疼痛，一般不会危及生命。

一些昆虫蜇伤可能产生严重后果，若口、鼻部或喉部被蜇伤，则会有潜在的危险，因为肿胀能阻塞气道。对于任何咬伤和蜇伤，因为严重者可能引起过敏性休克，所以重要的是观察有没有过敏症状。

1.症状

（1）蜇伤处疼痛。

（2）蜇伤处周围红肿。

2.现场救护

（1）安抚伤病员。如果能看到蜇伤处，则可用信用卡的边缘或指甲朝一侧将蜇刺刮出。不要使用镊子，因为镊子很可能挤压蜇刺，导致更多的毒素进入伤病员体内。

（2）告诉伤病员，如果蜇伤部位持续疼痛和肿胀，则应立即寻求医疗救助。

（3）监测生命体征，如呼吸、脉搏和反应程度等，注意有无过敏反应迹象，如喘气，皮肤发红、瘙痒、局部肿胀等。

三、烧烫伤的处理

（一）概述

烧烫伤是生活中常见的意外，多由火焰、沸水、热油、电流、热蒸汽、辐射、化学物质（强酸、强碱）等引起。

烧烫伤可造成组织局部损伤，轻者损伤皮肤，出现肿胀、水疱、疼痛；重者皮肤烧焦，甚至血管、神经、肌腱等同时受损，呼吸道也可被烧伤。烧烫伤引起的剧痛和皮肤渗出等因素可导致休克，晚期可因出现感染、脓毒症等并发症而危及生命。

皮肤被烧烫伤后，机体会失去抗感染的天然屏障。此外，组织液（血清）从毛细血管中渗出可能造成体液流失。组织液还会积聚在皮肤下，形成水肿或直接渗出。皮肤被烧烫烧后，还会引发一些相关损伤，可导致大量体液流失后继发感染，不加控制的话会发展成更严重的后果。

（二）症状

烧烫伤"三度四分法"见表7-3。烧烫伤深度分类见图7-3。

表7-3 烧烫伤"三度四分法"

分度		症状
Ⅰ度 （红斑性烧烫伤）		轻度红、肿、热、痛，感觉敏感，表面干燥，无水疱
Ⅱ度 （水疱性烧烫伤）	浅Ⅱ度	剧痛，感觉敏感，有水疱，疱皮脱落后可见创面均匀发红、水肿明显
	深Ⅱ度	感觉迟钝，有或无水疱，基底呈白色，间有红色斑点，创面潮湿
Ⅲ度		痛感消失，无弹性，干燥，无水疱，如皮革、蜡白、焦黄或炭化；严重时可伤及肌肉、神经、血管、骨骼和内脏

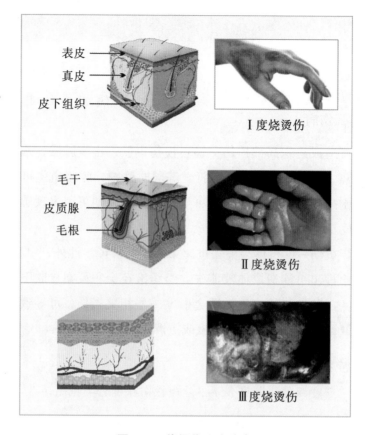

图 7-3　烧烫伤深度分类

（三）现场救护

烧烫伤应急救护的原则：除去伤因，脱离现场，保护创面，保持呼吸道通畅，转送医院治疗（图 7-4）。针对烧烫伤的原因可分别采取相应的措施。

（1）用自来水 (15~25 ℃) 持续冲洗 (或浸泡伤处) 降温，直至疼痛缓解（图 7-5）。一般至少冲洗 10 分钟以上。对伤处应避免用冰水或冰袋，以防脆弱的组织再受伤害。

（2）迅速剪开并取下伤处的衣裤、袜类，切不可强行剥脱，在组织肿胀前轻轻地摘掉伤处的饰物。

（3）对 I 度烧烫伤，可涂外用烧烫伤药膏，一般 3~7 日可治愈。

（4）对 II 度烧烫伤，不要在创面上涂任何油脂、药膏或消毒液。若为表皮水疱，则不要刺破。局部降温后，可以用保鲜膜覆盖创面。对手、足等容易活动的部位，可以用干净的塑料袋套上，指缝之间注意隔离。若为面部烧烫伤，则应避免遮盖，以免影响呼吸，可以用无菌敷料、无绒的材料（如三角巾）简单地包扎创面。

（5）严重口渴者，可口服少量淡盐水。条件许可时，可饮用烧伤饮料。

（6）安抚伤病员，注意监测并记录生命体征——呼吸、脉搏、反应程度，如伤病员发生休克，则应采取相应措施，直到救护车到来。

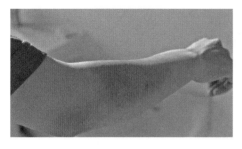 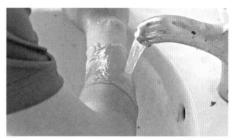

图 7-4　烧烫伤　　　　　　　　　　图 7-5　用自来水冲洗

（四）特殊烧烫伤的处理

1. 强酸、强碱烧烫伤的处理

强酸，强碱对组织的损害与它们的浓度、接触时间长短、接触量多少有关。强酸对组织的局部损害为强烈的刺激性腐蚀，不仅伤面被烧，而且能向深层侵蚀，但因为局部组织细胞蛋白凝结，所以能够阻止烧烫伤的继续发展。碱性物质更能渗透到组织深层，日后形成的瘢痕较深。常用危险化学品的标志见图 7-6。

（1）症状：硫酸烧烫伤的伤口呈棕褐色，盐酸、苯酚（石炭酸）烧烫伤的伤口呈白色或灰黄色，硝酸烧烫伤的伤口呈黄色。烧烫伤局部疼痛剧烈，皮肤组织溃烂；如果酸、碱类通过口腔进入胃肠道，则可使口腔、食管、胃黏膜腐蚀、糜烂、溃疡出血、黏膜水肿，甚至发生食管壁、胃壁穿孔，严重者可引起休克。

常见的强酸有硫酸、硝酸、盐酸等；常见的强碱有氢氧化钠、氢氧化钾等。

（2）现场救护。

1）脱离现场。眼睛接触强酸、强碱后，立即用大量流动水冲洗。皮肤被强酸、强碱烧烫伤后，如有纸巾、毛巾，则先蘸吸，然后立即用流动水冲洗。少量强酸、强碱烧烫伤，冲洗时间应在15分钟以上；大量强酸、强碱烧烫伤，冲洗时间应在20分钟以上，冲洗时应将污染的衣物脱去。若是粉末状强酸、强碱，则应先清除掉强酸、强碱，再用流动水冲洗。

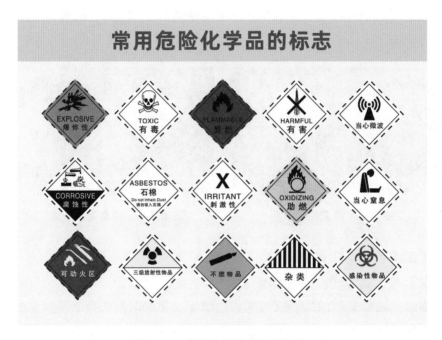

图7-6　常用危险化学品的标志

2）误服强酸、强碱的伤病员，可服用蛋清、牛奶、豆浆、面糊、稠米汤或氢氧化铝凝胶，以保护口腔、食管、胃黏膜。严禁洗胃。

3）启动急救系统，以获得专业急救。

2.日光灼伤的处理

皮肤如过度暴露在日光下，也能引起严重灼伤，短时间内可能导致Ⅰ度或Ⅱ度烧伤。

（1）现场表现：日晒部位的皮肤出现界限鲜明的红斑、水肿、瘙痒、灼痛或刺痛感，严重者可形成水疱，并出现发热、心悸、头痛、恶心、呕吐等全身症状。

（2）现场救护。

1）安置伤病员于阴凉处。

2）用湿冷敷料覆盖伤处。

3）饮用低温饮料。

4）如眼部红肿、疼痛，则可用湿敷料遮盖双眼。

5）如有需要，则应将伤病员送往医院。

四、触电的处理

触电指一定量的电流通过人体引起的机体损伤和功能障碍。电流对人致命的伤害是引起室颤、心搏骤停、呼吸肌麻痹，其中心搏骤停是触电后立即死亡的主要原因。因而及时有效的心肺复苏、心脏电除颤是抢救成功的关键。

雷击也是一种触电形式，其电压可达几千万伏，强大的电流可使人的心跳、呼吸骤停，并造成严重烧伤。

（一）概述

电流通过人体的方式不同，所造成的伤害也不同。当电流通过一侧上肢至另一侧上肢或下肢时，因为经过胸部，所以比电流通过一侧下肢至另一侧下肢的危险性大；同样，电流通过躯干左侧比通过躯干右侧危险性大。电流对人体的伤害可概括为电流本身所造成的伤害（电流伤）、电能转换为热或光效应所造成的伤害（电烧伤）。

1. 电流伤

电流伤由触电引发。触电后，电流通过心脏，引起严重的心律失常，从而导致心脏无法排出血液、血液循环中断、心搏骤停。电流对延髓中枢的损害，可造成呼吸中枢的抑制、麻痹，导致呼吸衰竭、呼吸停止（图7-7）。

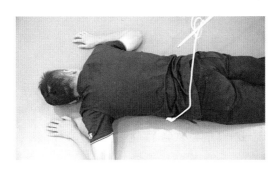

图 7-7　触电者

2. 电烧伤

电烧伤多由高压（1000 V 以上）电器设备引发，烧伤程度因电压及接触部位的不同而不等，轻者仅为皮肤的损伤，重者损伤面积大，可深达肌肉、血管、神经、骨骼。

（二）症状

1. 全身表现

轻者可出现惊吓、发麻、心悸、头晕、乏力，一般可自行恢复。重者可出现强直性肌肉收缩、昏迷、休克、心室颤动。低压电流可引起心室颤动，导致心搏骤停；高压电流主要损害呼吸中枢，导败呼吸麻痹、呼吸停止。

2. 局部表现

（1）普通电压触电所致的烧伤：常见于电流进入点与流出点，伤面小，直径 0.5~2 厘米，为椭圆形或圆形，呈焦黄色或灰白色，干燥，边缘整齐，与健康皮肤分界清楚。一般不损伤内脏，致残率低。

（2）高电压触电所致的烧伤：常有一处进口和多处出口，伤面不大，但可深达肌肉、血管、神经甚至骨骼，有"口小底大，外浅内深"的特征，致残率高。发生高电压触电时，应请专业人员处理。

（三）现场救护

（1）迅速切断电源，或用干木棍、竹竿等不导电物体将电线挑开。电源不明时，不要用手直接接触伤病员；在确定伤病员不带电的情况下，立即进行救护。

（2）在浴室或潮湿的地方，救护员要穿绝缘胶鞋，戴胶皮手套或站在干燥的木板上，以保护自身安全。

（3）紧急呼救，启动急救系统。

（4）立即对心跳、呼吸骤停的伤病员进行 CPR，不要轻易放弃，直到专业医务人员到达现场。若有条件，则应尽早使用 AED 进行心脏电除颤。

（5）应先对烧伤局部的创面进行简易包扎，再送伤病员到医院抢救。

（6）所有触电的伤病员均应经医学鉴定。

五、中暑的处理

中暑指人体在高温环境下，水和电解质过多丢失、散热功能衰竭引起的以中枢神经系统和心血管系统功能障碍为主要表现的热损伤性疾病。

高温是发生中暑的根本原因。体内热量不断产生，散热困难；外界高温又作用于人体，体内热量越积越多，加之体温调节中枢发生障碍，体温无法调节，最后引起中暑。

（一）症状

按轻重程度可将中暑分为先兆中暑、轻度中暑、重度中暑三级。

1. 先兆中暑

高温、高湿环境下出现多汗、口渴、乏力、头晕、头痛、眼花、耳鸣、恶心、胸闷、心悸、注意力不集中、体温正常或略高。

2. 轻度中暑

先兆中暑加重，出现面色潮红或苍白、烦躁不安或表情淡漠、恶心、呕吐、全身疲乏、心悸、大汗、皮肤湿冷、脉搏细速、血压偏低、动作不协调等，体温升高至 38.5 ℃左右。

3. 重度中暑

按递增的严重程度可将重度中暑分为热痉挛、热衰竭、热射病。

（1）热痉挛是伴有疼痛的突发肌痉挛，最常影响小腿、手臂、腹部肌肉和背部。

（2）热衰竭是由运动产热、出汗，体液和电解质丢失引起的。症状和体征可能突然出现，包括恶心、头晕、头痛、肌肉痉挛、感觉无力、疲劳和大量出汗等。热衰竭是一种严重的疾病，如病情得不到控制，则可迅速发展为热射病，危及生命。

（3）热射病包括热衰竭的所有症状、体征，再加上中枢神经系统症状，如头晕、晕厥、精神错乱或四肢抽搐等。

（二）现场救护

1. 先兆中暑和轻度中暑的现场救护

（1）迅速将伤病员转移至通风处或空调房内。解开衣领，以利于呼吸及散热。

（2）口服淡盐水或含盐清凉饮料等。

（3）尽快为伤病员降温。

1）除去衣物。

2）将冰袋放置在颈部、腋下、腹股沟等体表大血管流经处，冰袋不可直接接触皮肤，以增加散热。

3）可通过吹风扇来加强散热。

（4）监测并记录伤病员的脉搏、神志等生命体征。对昏迷者，注意保持呼吸道通畅，防止舌根后坠和误吸。

（5）若伤病员体温再次上升，则再次重复采取降温措施。

2. 重症中暑的现场救护

（1）现场迅速将伤病员转移到通风良好的低温环境中，尽快送往医院救治。

1）热痉挛：可饮用果汁、牛奶等，有条件时，可静脉补充 5% 葡萄糖溶液或生理盐水。

2）热衰竭：及时补足液体容量，防止血压下降。

3）热射病：将伤病员转移到通风良好的低温环境中，可给予吸氧；进行头部降温，可采用冰帽，或用装冰块的塑料袋紧贴颈部两侧。

⚠ 注意事项

放冰袋时，胸前区、腹部、后颈、足底为冷敷的禁忌部位。

（2）经降温处理后，及早启动急救系统，以获得专业急救。

（三）预防措施

（1）避免长时间在酷热或潮湿的环境下工作或运动。

（2）穿着颜色较浅和宽松的衣物，需要时可戴太阳帽。

（3）做好防护措施和多饮水。

（4）若有需要，则补充盐分，如饮用电解质饮品。

六、溺水的处理

人淹没于水中，大量水与污泥、杂草等进入口、鼻、气管，会阻塞气道。

当伤病员突然进入水中后，会因恐惧和寒冷而使喉头痉挛、气道梗阻。淹溺的过程很快，一般4~6分钟溺水伤病员就可因呼吸、心跳停止而死亡。因此，对溺水伤病员要争分夺秒地进行积极营救。

（一）确保安全

在确保自身危险性最小的情况下将溺水伤病员救上岸。救护员可站在岸边，利用棍棒、树枝或绳索将其拉出水面，还可以抛给溺水伤病员漂浮救生圈、木板、塑料桶等，以帮助其浮在水面上。

只有经过专业水上救援训练的人员，才可以下水救人。否则不要贸然下水。单单"会游泳"是不足以完成下水施救任务的，反而可能导致自身溺亡。这样的案例非常多。

（二）现场救护

（1）救护员将溺水者救上岸后，帮助其躺在毯子上，取头低位或者侧卧位，以便水自动排出。

（2）立即清理口腔内的异物，如泥沙、水草等。

（3）如果溺水者无意识、无呼吸（或有叹息样呼吸），则应在清理口腔内的异物后，开放气道，给予2~5次人工呼吸，然后立即开始以30∶2的按压/吹气比例实施CPR。如果现场只有一个人，则应在进行1分钟CPR后呼救。

（4）对有呼吸、心跳，但是意识不清的伤病员，应保证呼吸道通畅，采取复原体位。

（5）处理低温状态，更换湿衣物，给予干毛毯或干上衣。若溺水伤病员意识清楚，则可给予热饮。

⚠ 注意事项

· 不要花费时间控水，以免耽误CPR的最佳时机。

· 警惕二次溺水的危害。即使溺水者看起来完全恢复，也要拨打急救电话，以免发生二次溺水，原因在于水进入肺部后，可导致炎症和肺水肿，表现为持续发热、咳嗽，甚至呼吸困难。

· 溺水伤病员多为儿童、青少年，心肺功能好，耐受缺氧能力强。尤其是溺入冰水中的儿童，耐受缺氧的时间会大大延长，因此不要轻易放弃溺水者，抢救应坚持到医务人员到达现场为止。

七、冻伤的处理

冻伤指人体组织受到严寒的侵袭，通常影响末梢组织，如手指、脚趾、耳垂、鼻尖。冻伤的伤害可从表面逆转到深度永久性伤害，最终引发组织坏死和坏疽。

（一）症状

（1）最初有针刺样疼痛。

（2）皮肤红肿，继而变得苍白、光滑。

（3）局部感觉减弱，出现麻木、皮肤僵硬。

（4）冻伤部位皮肤颜色变化：开始是白色，然后出现斑点和蓝色，恢复时皮肤变红、热，感觉疼痛，形成水疱。发生坏疽时，组织会因缺少血液供应而变黑。

（二）现场救护

（1）将手放到腋下，将伤病员移到暖和的地方。

（2）复温时，应把受影响的部位浸入 37~40 ℃的热水 20~30 分钟。然后小心擦干，不要摩擦伤处。

（3）轻轻地处理伤处，用蓬松的敷料和绷带包扎。用消毒纱布将受冻的脚趾和手指分开，避免挤破水疱。

（4）将冻伤的肢体抬高，以减轻肿胀。

（5）尽快接受专业的医学治疗。

⚠ 注意事项

不要将伤病员移到散热器、热炉子或者火焰旁取暖，也不要使用热灯、热水瓶或者电热毯来迅速复温。

第八章

常见急症的应急救护

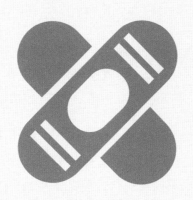

一、晕厥的应急救护

晕厥俗称昏厥、晕倒，是由脑组织缺血导致的短暂意识丧失，因肌张力消失不能维持正常姿势而倒地。晕厥往往与伤病员的体位改变有关，可突然发生并很快恢复。

（一）原因

晕厥发病常有明显诱因，如疼痛、过度疲劳、情绪激动、体位改变等。晕厥在任何年龄段均可发病，以年老、身体虚弱或体质不好的人更常见。晕厥也常见于身体长时间静止不动的情况下（如久坐或久站），尤其是在高温环境中。

晕厥的其他原因还有以下几点。

（1）血管运动失调性晕厥（俗称直立性低血压），在卧位时间过久突然站立时容易发生。

（2）低血糖晕厥。

（3）运动性晕厥，原因包括身体准备不充分、低血糖等。剧烈运动后突然静止也容易引发晕厥。其发生机制为运动时肌肉收缩挤压血管，使血液回流心脏，运动停止后，肌肉泵的挤压作用消失，大量血液滞留在下肢，导致回心血量不足，发生晕厥。

（4）心脏疾病引发的晕厥，危险性大，伤病员有猝死的可能，需要立即送医救治。

（二）症状

1. 发作前期

发作前期伤病员可出现头晕、乏力、面色苍白、出汗、视物模糊等。

2. 发作期

前驱症状持续则导致黑矇、难以站立，继而出现意识丧失、跌倒、肌张力消失等。伤病员可出现脉搏细微、血压降低、瞳孔散大，也可出现尿失禁。此期历时数秒至几分钟，伤病员意识可逐渐恢复。

3. 恢复期

大部分伤病员能够完全恢复，小部分伤病员可有嗜睡、恶心、胸闷、疲乏等症状。

（三）现场救护

（1）当伤病员有眩晕感时，应立即采取保护措施，以防止其跌倒。首先，将其置于仰卧位仰头举颏姿势或复苏后体位，以保持气道开放；其次，松开过紧的衣物和领带等，将其头略放低，以改善脑部的血供。注意观察伤病员面部有无恢复的迹象。

（2）保持伤病员所在的场所通风，比如打开窗户、散开围观人员等。

（3）观察伤病员的呼吸、脉搏、神志等生命体征。检查有无摔伤，并酌情处理。若伤病员仍处于昏迷状态，则可将其头部偏向一侧，以防止气道梗阻。

（4）不要让伤病员过快站立，应尝试先坐起来。如果仍然头晕不适，则应再次躺下，直至症状完全消失。若上述处理无好转，则应及时拨打急救电话。

（5）如果伤病员意识恢复后出现大汗、头痛、恶心、呕吐、胸痛、胸闷、脉搏异常等情况，则应及时送医。

二、低血糖的应急救护

低血糖常发生于有糖尿病病史的伤病员，是一种糖尿病急症。也有一些没有糖尿病病史的人员，频繁出现"餐前低血糖"，此时应警惕为糖尿病的可能，并及时到医院检查。此外，在长时间无法进食的情况下，也可能发生低血糖。

（一）症状

低血糖通常具有突发和威胁生命的典型症状，以下症状可序贯出现。

（1）饥饿、头痛、软弱无力。

（2）焦虑、震颤、步态不稳。

（3）精神错乱、行为怪异或类似醉酒。

（4）意识丧失，或惊厥、痉挛，或癫痫发作。

（二）现场救护

（1）识别低血糖发作。对于糖尿病伤病员，现场可能无法识别是低血糖还是高血糖。此时，可按照低血糖来处理。这是因为高血糖一般是缓慢且持续发生的，一般不会短时间内危及生命，而低血糖是快速发生且可能危及生命的，给予高血糖伤病员 20 克葡糖糖，一般不会使高血糖症状加重。

（2）尽快升高血糖浓度，比如服用 20 克葡萄糖（或蔗糖 20 克、一般市售果汁约 200 毫升）。

（3）观察伤病员的呼吸、脉搏、神志等生命体征。

（4）呼叫急救系统。

> **① 注意事项**
>
> 不要在伤病员半清醒和不能吞咽时喂食物，这样可能会导致吸入性肺炎。若呼吸停止，则应立即进行 CPR。

三、休克的应急救护

休克是各种创伤或疾病（如大出血、心肌梗死、过敏等）导致有效循环血量急剧减少所引发的一系列综合征，是一种循环障碍，病情危急，会导致重要器官（如心、脑）缺氧，因此要及时救治。

（一）原因

（1）严重失血（很多情况下是不可见的内出血）：为休克最常见的原因。如果失血量在 400 毫升内（正常献血量），则一般影响很小。如果失血量超过 1200 毫升，大约为正常血容量的 20%，则会发展成休克。

（2）严重的体液丢失：如反复腹泻、呕吐、严重烧伤等。

（3）其他原因：如严重的心脏疾病（可导致血液不能正常循环）、重度感染、过敏性休克、低血糖休克等。

（二）症状

（1）休克前期，伤病员可自感头昏不适或精神紧张、过度换气。

（2）面色及皮肤苍白、口唇及肢端青紫、四肢湿冷。

（3）前期出现脉搏细速（可大于 120 次 / 分），进而细若游丝甚至触摸不到。按压甲床或耳廓，不能立即恢复颜色。

（4）尿量减少或无尿。

（5）病情继续进展，伤病员可出现烦躁不安甚至具有攻击性，或者神志淡漠，最终失去意识、心跳停止。

（三）现场救护

（1）去除任何可能引起休克的病因，如严重出血、严重烧伤等。应该注意的是，因为恐惧和疼痛会加重休克症状，所以要安抚伤病员并使其感觉舒适。

（2）抬高并支撑下肢，使下肢高于心脏 15~30 厘米，以改善重要脏器的血供。不要做任何不必要的移动。

（3）保暖，解开伤病员颈部、胸部和腕部比较紧的衣物，以减少压迫。给伤病员盖上毛毯保暖。注意不要用热水瓶或其他热源直接为伤病员加热。

（4）立即拨打急救电话，启动急救系统。

（5）监测并记录伤病员的生命体征，保持呼吸道通畅。对于呕吐和昏迷的伤病员，可将头偏向一侧，清除口腔内的异物或分泌物。因为随后可能需要进行麻醉和手术，所以应让伤病员禁食、禁水。

（6）如果伤病员失去意识，则应开放气道并检查呼吸，必要时进行CPR。

四、癫痫大发作的应急救护

癫痫大发作俗称羊角风，是由短暂的脑功能失调引起的，常不定期反复发作。癫痫大发作前常有头痛、心绪烦乱，接着尖叫一声、不省人事、四肢僵硬、全身抽搐、口吐白沫或血沫，还可能出现尿失禁，一般持续几分钟（图 8-1）。一些婴幼儿可能因突发高热而引起癫痫大发作。

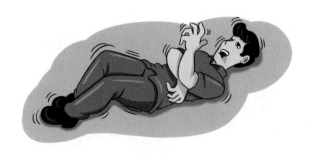

图 8-1　癫痫大发作

（一）现场救护

（1）当发现有癫痫大发作的伤病员时，应立即将其扶住并平放于地上，以免摔伤。

（2）对已经倒地的伤病员，应将其置于平地上，并将头偏向一侧，清除口腔内的异物，以保持呼吸道通畅。

（3）移开伤病员周围有危险的物品。若有机会，除去伤病员的义齿，松解伤病员的衣服。可将薄的折叠毛巾或衣物垫在伤病员的头下方，以保护头部。

（3）待癫痫大发作缓解后，立即评估气道和呼吸，并给予相应的治疗。

（4）尽快拨打急救电话，送伤病员到医院诊治。

（二）注意事项

（1）癫痫大发作时，不要强制在伤病员牙齿之间或者口腔内放置勺子、筷子等任何东西。

（2）对于牙关紧闭、抽搐的伤病员，不用强行撬开牙齿，更不可强行按压肢体，以免造成外伤。

（3）避免伤病员再受刺激，癫痫大发作时不应采用指掐人中等方法救治。

五、小儿惊厥的应急救护

小儿惊厥又称抽搐、痉挛，常见于喉部、耳部或其他部位的感染而引起的体温升高。此类型惊厥属于热性惊厥，是因脑组织的电生理系统没有发育成熟，不能应对身体的高温所致。

虽然应当警惕小儿惊厥的发作，但如果处理得当，则其几乎不会产生危险性。不过为安全起见，还是应送小儿去医院排除其他严重的疾病。

（一）症状

（1）剧烈抽搐，紧握拳并弓背。

（2）小儿惊厥还可能有以下症状。

1）明显发热，皮肤滚烫、发红，可能有出汗。

2）面部抽搐，眼斜视、上翻，目光呆滞。

3）呼吸困难，面部和颈部充血，流口水。

4）无应答或应答水平减弱。

5）意识丧失或受损。

6）可能呕吐。

7）大、小便失禁。

（二）现场救护

（1）在小儿周围放置枕头或软垫，以防止剧烈的抽搐造成损伤。不要用任何方法强制小儿。

（2）给小儿降温。去掉一些床上的盖被，等待小儿抽搐停止。保持空气流通，谨防过度降温。

（3）一旦惊厥停止，则应将小儿放置于复苏后体位，以保持呼吸道通畅，同时拨打急救电话。

（4）安抚儿童、家长。注意监测并记录生命体征——呼吸、脉搏和意识状态，直到专业医疗人员到达。

六、脱水和胃肠不适的应急救护

当大量液体从身体流失且没有得到及时、足量的补充时，伤病员会发生脱水。一般当流失的体液量达到体重的 1% 时，就会引起脱水。

（一）原因

（1）体育运动后大量出汗。炎热天气下进行锻炼，会流失 2%~6% 的体液，而正常成人日均液体摄入量约为 2.5 升。除了水分，身体必需的电解质也会随着汗液的蒸发而流失。此时，如果不注意补充水分和电解质，就会引起肌肉痉挛甚至中暑。

（2）胃肠道急症。长时间呕吐、腹泻、不能饮食（饮水）等，容易造成脱水，尤其是儿童和老年人。发生于儿童的腹泻，可以造成严重脱水，如果不及时治疗，则后果可能非常严重。据世界卫生组织的调查，每年 5 岁以下儿童因腹泻死亡的人数约为 53 万，每天有 1400 多名。因此，发生脱水后应及时进行有效治疗。

（二）症状

（1）面色苍白、皮肤干燥、口舌干燥。

（2）头痛、眩晕。

（3）尿量减少，颜色加深。

（4）肌肉痉挛、紧张，如小腿肌肉。

（5）儿童和婴幼儿通常面色苍白，眼睛凹陷；婴儿头部囟门凹陷，常伴发腹泻、呕吐。若患儿有高热，则更容易发生脱水。

（三）现场救护

（1）安抚伤病员，帮助其坐下休息。

（2）注意补充电解质，但一次不要摄入过多。如有条件，则可以使用口服补液盐。注意：救护员准备液体前要用肥皂和清水洗净双手。

（3）及时、正确地给予腹泻儿童口服补液盐是简单有效的治疗方式。对于较小的婴幼儿，家长需要使用勺子、小杯子或滴管耐心地慢慢喂，每隔3~5分钟喂1次，每次喂10~20毫升。

（4）服补液盐Ⅲ必须整袋用250毫升温水溶解，这样才能形成245毫摩尔/升的最佳渗透压。需要注意的是，加入的水量不能多，也不能少，如果配好的溶液凉了，则可通过隔水温热的方法加热，不能直接往溶液里添加热水，也不能添加糖、牛奶、果汁等物质。否则，可能会改变溶液的浓度和渗透压，影响其疗效。

（5）若没有补液盐包，则可以使用自制的补液盐。制作方法：1/2茶匙盐+6茶匙糖+1升温水，搅拌均匀（1茶匙=3~5克）。

（6）如果伤病员发生肌肉痉挛，则可伸展并按摩受影响的肌肉。

（7）腹泻时，救护员应将伤病员放于平卧位。如果有剧烈腹痛，则可通过屈曲体位来使之减轻。

（8）若伤病员腹痛剧烈，则应警惕为外科急腹症的可能。

七、急性冠脉综合征的应急救护

（一）原因

心脏病发作最常见的病因是急性冠脉综合征。急性冠脉综合征是发生于心脏的一种急症，临床表现为不稳定型心绞痛、心肌梗死、心源性猝死。

有些急性冠脉综合征伤病员发病有诱因，如劳累、剧烈运动、情绪激动、饱餐、气温变化（寒冷）等，在这些情况下，人体的需氧量明显增加，会导致心脏负荷加重；有些急性冠脉综合征伤病员发病则没有明显诱因。

（二）症状

（1）心绞痛。突发胸前区压榨性疼痛，疼痛常常向左肩、左上肢、后背或颈部、下颌等部位放射（图8-2）。疼痛持续3~5分钟，一般不超过15分钟。经休息和舌下含服硝酸甘油能缓解。

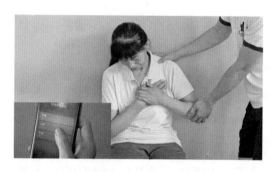

图8-2　心绞痛患者

（2）心肌梗死。若疼痛剧烈，超过15分钟甚至超过30分钟，发作时可出现出汗、恐慌、面色苍白、濒死感等感受，舌下含服硝酸甘油无效，则应警惕为心肌梗死的可能。

（3）有少数伤病员（尤其老年人），表现为无痛性心肌梗死。

（4）以下情况也应警惕为心肌梗死的可能。

1）胸闷，伴有剧烈牙痛。

2）胸痛，但在胸部较低位置或上腹部，有时被误认为是急腹症。可按压上腹部，若疼痛无变化，则应考虑为急性心肌梗死的可能。

3）胸痛不明显，发作时出现血压下降、面色苍白、湿汗等休克征象。

（三）现场救护

（1）让伤病员感觉舒适。保持环境安静，协助伤病员取半卧位，支撑头肩部，在膝下放置垫子，安抚伤病员，解开衣领和腰带。有条件时，可协助伤病员吸氧。

（2）避免进行任何体力活动，避免精神紧张。

（3）及时呼叫，启动急救系统。

（4）正确服药。

1）阿司匹林：给予成人剂量阿司匹林（一般为300毫克，即100毫克×3片），建议缓慢嚼服。有严重出血倾向及消化道溃疡的伤病员不宜服用此药物。

2）硝酸甘油：可降低心肌耗氧量、扩张冠状动脉。首次舌下含服0.5毫克，若伤病员症状无缓解，血压无下降，则3~5分钟后再含服1片，最多使用3次。若3次服药后胸痛仍无缓解，则需考虑为心肌梗死的可能。

（5）观察并记录伤病员的神志、血压、脉搏、呼吸、体温等生命体征。

八、脑卒中的应急救护

脑卒中是脑血管疾病中的一种急症，又称中风，可分为出血性脑卒中和缺血性脑卒中两大类。出血性脑卒中指脑出血、蛛网膜下腔出血；缺血性脑卒中指脑梗死和脑栓塞。脑卒中多发生于中老年人群，致残率、致死率均很高，近年来其发病有年轻化的趋势。

（一）症状

（1）面瘫、肢体麻木和运动障碍：突发一侧面瘫或肢体麻木（图8-3），严重者可伴有肢体乏力、行走不稳和摔倒等运动障碍。

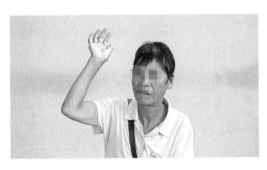

图8-3　脑卒中患者

（2）言语障碍：吐字不清甚至不能言语，常伴有一侧肢体偏瘫。

（3）思维和意识障碍：思维混乱、答非所问、烦躁不安，甚至意识模糊，严重者可呈昏迷状态。

（4）头痛、呕吐：头痛剧烈、呕吐（可表现为喷射性呕吐）。头痛和呕吐在出血性脑卒中伤病员中更常见。

（二）现场救护

（1）早期识别很重要，尤其对于缺血性脑卒中，因为缺血性脑卒中多与血栓形成有关，所以早发现有助于溶栓治疗和改善预后。

美国《急性缺血性脑卒中早期诊治指南》推荐：对于缺血性脑卒中者，发病 3~4.5 小时内宜进行溶栓治疗。

（2）立即呼救，启动急救系统。

（3）协助伤病员取舒适体位（如半卧位），避免体力活动及精神紧张。

（4）观察伤病员的生命体征，尤其是意识和呼吸。如果意识丧失，则需保持气道开放；如果心跳、呼吸停止，则应立即进行 CPR。

> **⚠ 注意事项**
>
> 对伤病员应暂时禁止进食、进水。对倒地伤病员应留意是否有外伤、骨折等情况，并酌情处理。

💡 小贴示

以下 4 句话可以帮助救护员快速识别脑卒中。

· 怎么了？判断思维、言语，是否答非所问、发音不清。

· 笑一下。观察双侧面部是否对称，是否出现流涎、口眼㖞斜等。

· 说一下。让伤病员重复一句话，比如："今天天气真不错。"判断伤病员的理解能力和言语功能。

· 动一下。判断是否有偏瘫。嘱伤病员平伸双上肢或双下肢，观察一侧是否歪斜、下沉。

· · · · ❤ · · · · · ·

第九章

突发事件的应急救护

突发事件通常指由于各种"天灾人祸"的突然降临，导致人员伤亡、财产损失、生态环境遭到破坏等危及公共安全、具有重大社会影响的紧急事件。突发事件主要分为自然灾害、事故灾难、公共卫生事件和社会安全事件四大类，各类事件往往是相互交叉和相互关联的。

一、突发事件应急救护概述

众所周知，突发事件中对社会影响最大、后果最严重的是人员伤亡。尽管突发事件发生的原因各不相同、灾害严重程度轻重不等、涉及范围大小不一，但如能对突发事件做出及时、科学、有效的处置，就能大大减轻其造成的严重后果，从而保护公众的生命安全、减少财产损失。

（一）突发事件应急救护的特点

1.现场混乱

由于事件发生得突然，现场混乱、车辆拥挤、道路堵塞、人员惊恐，使整个现场处于无序状态。

2.救护条件艰苦

现场公用设施瘫痪，缺电，少水，通讯受阻，生态环境遭到严重破坏，食物、药品不足，生活条件十分艰苦。现场还可能有火、气、毒、水、震、滑坡、泥石流、爆炸、疫情等危险隐患，给应急救护带来很大困难。

3.伤病员众多

在突发事件中，伤病员常常大批量出现，且伤情严重，很多是多发伤、复合伤，增加了应急救护的难度。

（二）突发事件应急救护的三个阶段

1.现场抢救

突发事件发生后，要快速组成应急救护小组，统一指挥，及时对伤病员进行检伤分类。应急救护的基本原则是先救命后治伤、先重伤后轻伤、先抢后救。

2.护送伤病员

救护员可协助医护人员将危重伤病员尽快送到医院救治，使他们在最短时间内获得专业治疗。在护送途中，如果伤病员的病情发生变化，则应立即抢救。

3. 医院救治

伤病员到医院后接受进一步治疗。

（三）突发事件应急救护的要点

1. 自救与互救

（1）紧急呼救是在发生突发事件时，根据事件性质尽快拨打相关的紧急电话，如"120"（北京地区还有"999"）"110""119""122"等，启动应急医疗服务体系（EMSS）。

（2）先救命后治伤，首先抢教那些危及生命的重伤病员。对多发伤的伤病员要准确判断伤情。应急救护顺序：头、胸、腹部的重要脏器损伤—脊柱、骨盆损伤—四肢损伤。

（3）先抢后救、抢中有救，事故现场情况复杂，应尽快使伤病员脱离事故现场后再行救治。但对于危及生命的损伤，则要做简单处理后，再使伤病员脱离现场。

（4）先分类再后送，当有大批量的伤病员时，现场必须先做伤情分类，进行初步救护后再紧急送往医院。

（5）医护人员以救为主，其他人员以抢为主。要各负其责，相互配合，以免延误抢救时机。通常是先到现场的医护人员担任抢救的组织指挥者。

（6）抚慰伤病员，做好心理援助，突发事件的强烈刺激会使人产生各种心理反应，对伤病员应给予充分的心理安抚，并及时转移，使其尽早脱离灾害环境。

（7）做好自我防护，保护事故现场。救护员要根据不同情况采取不同的防护措施，在救护过程中尽可能保护现场。

2. 现场伤情分类和设立救护区标志

（1）伤病员的分类与伤票的填写：伤病员的分类与伤票的填写可以减少抢救的盲目性，节省时间，按伤情分别进行有组织的救护，最大程度地发挥医护人员的作用，把救护力量投入最需要救护的伤病员身上（图9-1）。

（2）伤病员分类的等级：在重大事故现场往往有大批量的伤病员需要紧急救治，最先到达的救护员应在现场进行快速辨别和分类，按照国际救助优先原则（简明检伤分类法）评估伤情并进行现场救护。

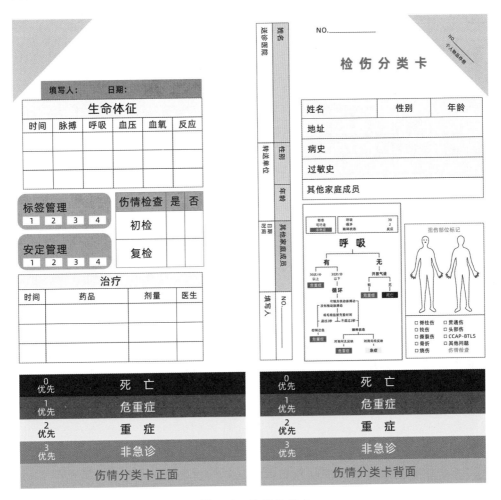

图 9-1　伤情分类卡

按照简明检伤分类法（表 9-1）可以快速区分伤情的轻重缓急，合理开展有效救护。应以醒目的标志卡表示伤病员的类型，标志卡的颜色采用红、黄、绿、黑四色。救护员可根据伤病员的标志卡有序开展救治或转运。

表 9-1　简明检伤分类法

类别	程度	标志	标志卡含义	伤情
第一优先	危重	红	情况危重，有生命危险，如果得到紧急救治，则有生存的可能	呼吸频率 > 30 次 / 分或 < 6 次 / 分钟；有桡动脉搏动，毛细血管充盈时间 > 2 秒；有意识或无意识
第二优先	重	黄	情况严重但相对稳定，允许一定时间救治	呼吸频率 6~30 次 / 分；有桡动脉搏动，毛细血管充盈时间 < 2 秒；能正确回答问题、按指令做动作
第三优先	轻	绿	可自行走动，不需要紧急救治	可自行走动
死亡	致命	黑	无意识、无呼吸、无脉搏搏动或死亡	无意识、无呼吸、无脉搏搏动

⚠ 注意事项

　　救护员现场对伤病员进行初次检伤分类后，仍需要不间断地反复检查和记录，随着病情变化对伤病员的类型进行动态调整。在重大事故环境恶劣的情况下，应由专业救援人员实施救援。作为非医疗人员或非专业救援人员，我们可以在现场进行呼救找人、拨打急救电话、记录事故发生情况等的协作。

　　（3）救护区标志的设置：用彩旗显示救护区的位置，这一点在混乱的现场尤为重要。将伤病员依照伤情分别送往不同的救护区，有利于医护人员的救治。

　　0 类伤救护区插黑色旗显示。

　　Ⅰ 类伤救护区插红色旗显示。

　　Ⅱ 类伤救护区插黄色旗显示。

　　Ⅲ 类伤救护区插绿色旗显示。

（四）注意事项

　　（1）突发事件应急救护的原则是先救命后治伤、先重伤后轻伤、先抢后救、抢中有救、先分类再后送。

　　（2）突发事件发生时，短时间内出现大批量的伤病员，医疗资源短缺，对伤病员进行检伤分类非常重要。

（3）有些生命垂危的重伤病员，往往无力呼救，而轻伤病员的反应可能较强烈，救护员应头脑冷静、准确判断，以免贻误了最佳抢救时机。

（4）在灾难事件发生后，很多伤病员和经历者会产生各种强烈的情绪反应，如激动、混乱或惊恐等。救护员在救护的同时，要尽早开始心理援助。

二、火灾

（一）概述

在各类自然灾害中，火灾是不受时间、空间限制，发生频率较高的灾害，也是最经常、最普遍地威胁公众安全和社会发展的主要灾害之一。火灾可由闪电、雷击、风干物燥等气候原因导致（如森林大火或建筑物失火），也可由生产、生活中不慎，战争或故意纵火等原因引起。在现代社会中，火灾的原因及范围逐步扩展，家庭使用的电器、煤气、电线等，石油化学工业中的大批危险品，都可能引起火灾、爆炸。

火灾不仅可以烧毁财物，造成严重的经济损失，而且可以导致死伤、残障和心理创伤。发生火情时，火场烟雾的蔓延速度是火的4~6倍，烟雾流动的方向就是火势蔓延的途径，温度极高的浓烟在2分钟内就可以形成烈火，由于浓烟烈火升腾，严重影响了人的视线，可使人因看不清逃离的方向而陷入困境。

烟雾中毒窒息是火灾致死的主要原因。

火灾中被浓烟熏呛窒息致死的人数是直接被火烧死的人数的几倍。在一些火灾中，被"烧死"的人实际上是先烟气中毒窒息死亡，后遭到火烧的。浓烟致人死亡的主要原因是一氧化碳中毒。人吸入一氧化碳的允许浓度为0.2%，当空气中一氧化碳的浓度达到1.3%时，人吸入两口就会失去知觉，吸入1~3分钟，就会导致死亡。

在常用的建筑材料燃烧时所产生的烟气中，一氧化碳的含量高达2.5%。火灾中的烟气中还含有大量的二氧化碳。在通常的情况下，二氧化碳在空气中约占0.06%，当其浓度达到2%时，人就会感到呼吸困难，达到6%~7%时，人就会窒息死亡。聚氯乙烯、橡胶、尼龙、羊毛、丝绸等原料和物品燃烧时，能产生剧毒气体，对人的威胁更大。

救护员应掌握火场烟雾的特点、火场烟雾中毒的表现、火灾的扑救措施、如何报警以及火灾的救护要点等，以便及时、有效、科学地施救。

（二）火灾避险的原则

1. 报警

不论何时何地，一旦发现火灾，应立即拨打"119"报警。报警内容：单位、地址、起火部位、燃烧物质、火势大小、有无人员被困、进入火场路线以及联系人姓名、电话等，并派人到路口接应消防车进入火场（图9-2）。

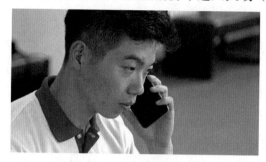

图9-2　发生火灾后报警

2. 扑救

火灾初起阶段具有火势较弱、燃烧面积不大、烟气流动速度慢、火焰辐射热量小、周围物品和建筑结构温度上升不快等特点。这个阶段要及时组织力量，利用消防器材将火扑灭。争取灭早、灭小、灭了。据统计，70%以上的火灾都是现场人员扑灭的。如果不"扑救"，则后果不堪设想（图9-3）。

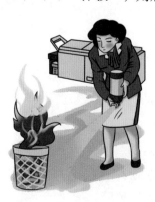

图9-3　灭火

（1）电器着火后，要立即切断电源，用干粉或气体灭火器灭火，不可泼水。

（2）油锅着火后，要迅速关闭燃气阀门，盖上锅盖或湿布，还可以把切好的蔬菜倒在锅里。

（3）室内的沙发、棉被等物品着火后，可立刻用水浇灭。

（4）液化气罐着火后，应立即关闭阀门，可用浸湿的被褥、衣物等捂盖。

（5）身上着火时，切记不要奔跑，应立即躺倒，翻滚灭火或跳入就近的水池，其他人也可用厚重衣物或被子覆盖着火部位灭火。

3. 撤离

当火势较大、超过自己的扑救能力时，应想方设法尽早撤离。起火后，一氧化碳已经超过人体的允许浓度，而空气中氧气含量又迅速下降，火场温度已接近 400 ℃，此时人在火场是相当危险的，要迅速逃生。

（1）保持镇静：选择正确的逃生路线和逃生方法。面对浓烟和烈火，要保持镇静，迅速判断，确定逃生的路线和办法，尽快撤离险地。一般建筑物都有两个以上逃生楼梯、通道或安全出口，这些是火灾发生时最重要的逃生之路。

（2）简易防护，匍匐逃生：可用湿毛巾捂住口鼻，保护呼吸道，防止窒息。烟雾较空气轻，要贴近地面撤离，还可以将头部、身上浇冷水或用浸湿的棉被、毯子等将头部、身体裹好撤离。

（3）利用阳台、窗口逃生：利用身边结实的绳索或用床单、窗帘、衣服等自制简易救生绳，用水打湿，将一端拴在门窗栏杆或暖气上，另一端甩到楼下，沿绳索滑到安全楼层或地面（图9-4）。

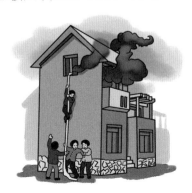

图9-4 楼房内发生火灾后逃生

（4）建立避难场所，等待救援：室外着火，如果房门已烫手，切勿贸然开门。应关紧迎火的门、窗，用湿毛巾塞堵门缝或用水浸湿棉被并蒙上门、窗，防止烟火渗入。固守在房内，直到救援人员到达。

（5）发出信号，寻求援助：被烟火围困、暂时无法逃离的人员，白天可向窗外晃动鲜艳的衣物，夜晚可用手电筒或敲击东西的方法，及时发出求救信号。

（6）万不得已被迫跳楼时，要缩小落差：若楼层不高，被迫跳楼时，则可先扔下棉被、海绵床垫等物，然后爬出窗外，手扶窗台，身体自然下垂，尽量缩小落差。落地前要用双手抱紧头部，身体蜷缩，以减少损伤。

（三）应急救护的要点

1. 做好自我保护

救护员要评估火灾现场环境，在确保安全的前提下救护伤病员。

2. 迅速转移伤病员

迅速转移伤病员，将其置于安全、通风处，解开衣领、腰带，适度保温。出入烟雾较重的地方时，救护员应采取有效的防护措施。

3. 立即抢救生命

保持伤病员呼吸道通畅，对呼吸、心搏骤停者实施CPR。根据面部、颈部、胸部周围有无烧伤，鼻毛是否烧焦，声音是否嘶哑，判断伤病员是否有呼吸道烧伤。对有骨折、出血及颅脑、胸部、腹部损伤者，应给予相应处理。

4. 气体中毒的救治

详见本书第六章的相关内容。

5. 保护烧伤创面

立即用流动的清水冲洗烧伤部位，迅速脱去或剪开伤病员的衣服，摘除饰物，暴露创面。尽量不要弄破水疱，保护表皮，防止创面污染。对创面要用清洁的被单或衣服简单包扎，严重烧伤者不需要涂抹任何药物。当手（足）被烧伤时，应在各个指（趾）间加敷料后再包扎，以防粘连。

6. 伤病员的转运

经应急救护后，应尽快将伤病员送往医院救治。护送前及护送途中要注意防止伤病员休克。搬运时动作要轻柔、平稳，尽量减少伤病员的痛苦。若伤病员口渴，则可饮烧伤饮料或淡盐水。

> **⚠ 注意事项**
>
> ·进入人员密集的场所或下榻酒店时要注意安全通道、紧急出口的位置。
>
> ·当发生火灾时，应果断采取正确的逃生路线和方法，不要拥挤、不要乘坐电梯、不要轻易跳楼。
>
> ·在火场应尽量避免大声呼喊，以防止有毒烟雾及高温气体进入呼吸道。当身上着火时，不要用手去拍打，以免烧伤双手。
>
> ·在火场中失去自救能力时，应尽量靠墙或通道躲避，以便于消防人员营救，因为消防人员进入室内救援时，大都是沿墙壁摸索前进。
>
> ·当发生火灾时，不要因贪恋财物而贻误逃生良机。
>
> ·家中要备有家用灭火器、逃生绳、手电筒、简易防烟面具等，做到有备无患。
>
> ·制订单位和家庭火灾应急预案，熟悉逃生路线。
>
> ·掌握消防器材的使用方法。

三、地震

（一）概述

地震在自然灾害中属于受灾面积广、破坏性强、死伤人数多的地质灾害，往往会在瞬间给人类和社会造成巨大损失。我国位于环太平洋地震带和欧亚地震带之间，受太平洋板块、印度洋板块和菲律宾板块的挤压作用，地震活动频度高、强度大、震源浅、分布广，是地震灾害严重的国家之一。

地震是地球内部缓慢积累的能量突然释放而引起的地表震动的一种自然现象。它是极其频繁的，全球每年发生地震约550万次，其中真正能对人类造成严重危害的地震，如我国唐山地震、汶川地震，日本关东大地震等，每年有一两次（图9-5）。

地震的直接灾害是建筑物倒塌、地面裂缝、地基沉陷、地面喷水冒砂、山崩、滑坡、泥石流、海啸等，这些是造成震后人员伤亡、生命线工程毁坏、社会经济受损最直接、最重要的原因。因地震灾害打破了自然界原有的平衡状态和社会正常秩序而导致的灾害，称为地震次生灾害，如火灾、水灾、有毒有害气体（液体）或放射性物质泄漏、瘟疫等。

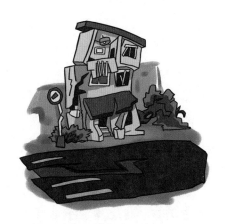

图 9-5　地震后

地震造成人员伤亡的主要原因是建筑物倒塌。伤病员被倒塌的建筑构件压、砸、掩埋，伤情严重者往往来不及抢救即死亡。其次是煤气泄漏、触电、淹溺、火灾、海啸等带来的一系列次生伤害。还有一些伤病员出现挤压综合征、因伤口感染而发生的破伤风或气性坏疽及各种原有疾病发作而导致的死亡。面对突如其来的灾难，目睹死亡和毁灭，会给人造成焦虑、紧张、恐惧等急性心理创伤甚至心理疾病。

地震灾区的医疗救护工作非常艰巨，它需要交通运输、通讯联络、水电供应、工程技术等多方面的密切配合、协同作战，实施立体救援、大救援，才能提高抢救效率，完成救灾任务。

（二）救护原则与应急救护

1. 救护原则

（1）快速救人、先近后远：时间就是生命，随着时间的延长，抢救成功率会迅速下降。如果舍近求远，则会错过救人良机。

（2）先救容易救的人：这样可以尽快扩大救援队伍，加快救援速度。

（3）先挖后救，挖救结合：在基本查明人员被埋情况后，应立即组织骨干力量，建立抢救小组，就近分片展开救援。一般群众以挖为主，医护人员以救为主。要对抢挖、急救、运送人员进行合理分工，提高抢救效率。

（4）先救命后治伤：优先抢救生命垂危的伤病员。

（5）检伤分类：对需要进行医疗救护的伤病员，必须检伤分类，分清轻重缓急，对危及生命的重伤病员先行抢救。

（6）根据伤情采取不同的救护方法：脊柱骨折在地震中十分常见，救护过程中要特别注意避免造成脊髓损伤。

（7）心理援助：救护过程中应体现人文关怀，积极开展心理援助工作。

2．应急救护

（1）震后自救。

1）要树立生存信念，相信有人来救自己，千方百计地保护自己。

2）判断所处位置，改善周围环境，扩大生存空间，寻找和开辟脱险通道。

3）保证呼吸道畅通，当闻到异味或发现尘土较多时，可用湿衣服捂住口、鼻。

4）不要大喊大叫，尽量保存体力。当听到动静时，可用砖头、铁器等物敲击铁管和墙壁或吹响口哨，发出求救信息。

5）尽量寻找和节约食物、饮用水，设法延长生命，等待救援。

6）如有外伤出血，则可用衣服进行包扎；如有骨折，则可就地取材进行固定。

（2）震后互救。

1）对埋在瓦砾中的幸存者，要先建立通风孔道，以防窒息。

2）挖出伤病员后，应立即清除口腔、鼻腔内的异物，同时蒙上双眼，以避免强光的刺激。

3）在救出伤病员时，应保持脊柱呈中立位，以免伤及脊髓。

4）救出伤病员后，应立即判断意识、呼吸、循环等生命体征。

5）先重伤、后轻伤。对有外伤出血的伤病员给予包扎、止血；对发生骨折的伤病员给予固定，要正确搬运脊柱骨折的伤病员。

6）要避免伤病员的情绪过于激动，给予必要的心理援助。

7）原有心脏病、高血压病的伤病员，病情可加重、复发或导致猝死，要特别关注。

（3）危重伤病员的应急救护。

1）对呼吸、心跳停止的伤病员，应在现场立即实施 CPR。

2）对昏迷的伤病员要协助其平卧，将其头偏向一侧，及时清理口腔内的分泌物，以防止气道阻塞。

3）对于颈、胸、腰部疼痛的伤病员，要先固定，使用脊柱板或木板搬运。移动伤病员时，要确保身体处于轴线位，以免造成脊髓损伤。

4）对休克的伤病员，取平卧位或头低脚高位；对伴有颅脑、胸腹外伤的伤病员，要迅速转至医院治疗。

5）对严重的开放性伤口，要除去泥土秽物，用无菌敷料或其他干净的物品覆盖包扎。

6）正确处理发生挤压综合征的伤病员。

（三）各种场所的避震

当破坏性地震发生时，从有震感到发生房屋坍塌只有十几秒的时间，地震时就近躲避、地震后迅速撤离到安全的地方是避震较好的方法。

1. 室内避震

（1）迅速躲在低矮、坚固的家具旁或内承重墙墙角等易形成避震空间的地方（图9-6）。

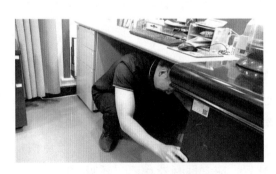

图 9-6　地震后室内避震

（2）躲进开间小、有支撑物的房间，如卫生间、储藏室等。

（3）千万不要跳楼，也不要滞留在床上。

（4）不要到外墙边、窗边或阳台上避震。

（5）不要躲在楼梯处和电梯里。如果地震时在电梯里，则应尽快离开；

如果电梯门打不开，则要抱头蹲下，抓牢扶手。

2. 学校避震

（1）当上课期间发生地震时，学生要在教师指挥下迅速抱头、闭眼，躲在各自的课桌旁边，地震后迅速有序撤离。

（2）若在操场或室外时发生地震，则可原地蹲下，用双手保护头部，注意避开高大建筑物或危险物。

（3）不要跳窗、跳楼或在楼梯处停留。

3. 公共场所避震

（1）地震时就近在牢固物旁蹲伏，地震后有序撤离，避免拥挤。不要乘坐电梯，地震时不要在楼梯处停留。

（2）若地震时在体育场馆或影剧院内，则应就地蹲下或趴在排椅旁，注意避开悬挂物，用背包等物保护头部。

（3）若地震时在商场、展览馆、饭店等处，则应选择内墙角、柱子旁、结实的柜台、商品（如低矮家具等）旁等迅速蹲下。应避开玻璃柜台、门窗和橱窗；避开高大不稳和摆放重物、易碎品的货架；避开广告牌、吊灯等高耸物或悬挂物，同时保护好头部。

（4）若地震时在公交车上，则要抓牢扶手，降低重心，躲在座位附近。

（5）若地震时在室外，则应就地选择开阔地蹲下或趴下，不要立即返回室内。

4. 户外避震

（1）避开高大建筑物，特别要避开有玻璃幕墙的建筑、过街桥、立交桥、烟囱、水塔等。

（2）避开危险物，如变电器、电线杆、路灯、广告牌等。

（3）避开其他危险场所，如生产危险品的工厂，储藏易燃、易爆品的仓库等。

（4）如果地震时在野外，则不要在山脚下、悬崖边停留。当遇到山崩、滑坡时，要向垂直于滚石前进的方向跑。

（5）要避开河边，湖边、海边，以防河堤坍塌、溃坝、发生洪水或出现海啸。

（6）要避开桥面或桥下，以防桥梁坍塌。

> ⚠ **注意事项**
>
> ·地震时每个人的处境千差万别，避震方式不可能千篇一律，要因地制宜，行动要果断，不要犹豫不决。
>
> ·挤压综合征是人体四肢肌肉丰富部位，遭受重物长时间挤压，在挤压解除后出现的以肢体肿胀、肌红蛋白尿、高血钾为特点的急性肾衰竭。对发生挤压综合征的伤病员的应急救护要注意以下几个方面。
>
> 救护员应迅速进入现场，力争尽早解除伤病员身上的重物压迫，减少挤压综合征的发生率。
>
> 对伤病员的伤肢可稍加固定、限制活动，以减少组织分解、毒素的吸收及减轻疼痛。
>
> 对伤肢用凉水降温或暴露在凉爽的空气中，禁止按摩与热敷。
>
> 不要抬高伤肢，以免影响血液循环。
>
> 对伤肢有开放性伤口和活动出血的伤病员应止血。

四、踩踏事故

（一）概述

踩踏事故指在某一事件或某个活动过程中，因聚集人群过度拥挤，致使部分人因行走或站立不稳而跌倒，未能及时爬起，被人踩在脚下或压在身下，短时间内无法及时控制的混乱场面。在那些空间有限、人群又相对集中的场所，如球场、集会现场等，要提高防范意识，避免踩踏事故的发生。

（二）避险原则

（1）不要在人群拥挤的地方停留。

（2）在公共场所发生意外情况时，要听从工作人员的指挥，有序撤离。

（3）发现慌乱人群向自己的方向涌来时，要快速躲到一旁，或在附近的墙角蹲下，等人群过后再离开。

（4）万一被卷入拥挤的人群，要保持镇静，顺人流方向走。如果鞋子被踩掉，则不要做弯腰提鞋、系鞋带等动作。

（5）当发现前面有人突然摔倒时，应立即停下脚步，同时大声呼救，告知后面的人不要向前靠近。

（6）在拥挤混乱的情况下，要站稳双脚，保持身体平衡，抓住身边的栏杆、柱子或看台上的椅子等物。

（7）当被人群拥着前行时，要撑开手臂放在胸前，背向前弯，形成一定的空间，以保持呼吸道通畅（图9-7）。

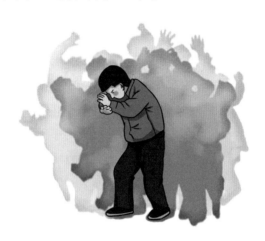

图9-7　拥挤时前行法

（8）万一被人挤倒在地，不要惊慌，应设法使身体蜷缩，呈球状，双手紧扣，置于颈后，保护好头、颈、胸、腹部等重要部位。如有可能，则要设法靠近墙壁或其他支撑物，并尽一切可能在最短时间内站起来（图9-8）。

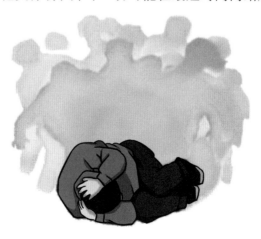

图9-8　被挤倒后的自我保护

（三）应急救护原则

（1）踩踏事故发生后，应立即报警，要听从统一指挥，有秩序地撤离。

（2）检伤分类，先重伤后轻伤。

（3）救护员应给窒息的伤病员做人工呼吸。对呼吸、心跳停止的伤病员实施 CPR。

⚠ 注意事项

球场、商场、狭窄的街道、楼梯、影剧院、酒吧、夜总会、宗教仪式上、超载的车辆、航行中的轮船上都存在发生踩踏事故的潜在危险。当身处这样的环境时，一定要提高安全防范意识。

参考文献

[1]　周春美，陈焕芬 . 基础护理技术 [M]. 2 版 . 北京：人民卫生出版社，
2019.

[2]　（英）圣约翰救护机构,（英）圣安德鲁斯急救协会,（英）英国红十字会 . 急
救手册 [M].11 版 . 黄淳，曾艺，朱玲玲，译 . 北京：旅游教育出版社，
2022.

[3]　中国红十字会总会 . 心肺复苏与创伤救护 [M]. 北京：人民卫生出版社，
2015.

[4]　中国红十字会总会 . 常见急症与避险逃生 [M]. 北京：人民卫生出版社，
2015.

[5]　中国红十字会总会训练中心 . 创伤救护实操技术手册（上）[M]. 北京：
人民卫生出版社，2019.

[6]　中国红十字会总会训练中心 . 创伤救护实操技术手册（下）[M]. 北京：
人民卫生出版社，2019.

[7]　中国红十字会总会，中国红十字会总会训练中心 . 心搏骤停救生技术：
CPR 与 AED 应用手册 [M]. 北京：科学技术文献出版社，2020.

[9]　葛均波，徐永建，王辰 . 内科学 [M]. 北京：人民卫生出版社 ,2018.

[10]　陈孝平，汪建平，赵继宗 . 外科学 [M]. 北京：人民卫生出版社，2018.

[11]　李玲，蒙雅萍 . 护理学基础 [M]. 北京：人民卫生出版社，2015.